U0938740

Parents and Kids
Health Studies
Reading together

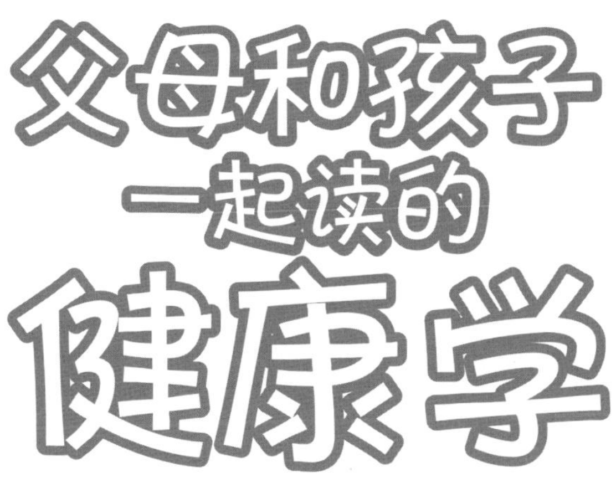

廖康强 编著

ZHEJIANG UNIVERSITY PRESS
浙江大学出版社

图书在版编目(CIP)数据

父母和孩子一起读的健康学/廖康强编著.—杭州：浙江大学出版社,2012.2
ISBN 978-7-308-09543-3

Ⅰ.①父… Ⅱ.①廖… Ⅲ.①儿童—保健-基本知识 Ⅳ.①R179

中国版本图书馆 CIP 数据核字(2012)第 002509 号

父母和孩子一起读的健康学

廖康强 编著

丛书策划 陈丽霞
责任编辑 陈丽霞
封面设计 十木米
出版发行 浙江大学出版社
(杭州天目山路 148 号 邮编 310007)
(网址:http://www.zjupress.com)
排 版 杭州天一图文制作有限公司
印 刷 浙江海虹彩色印务有限公司
开 本 787mm×1092mm 1/32
印 张 5.875
字 数 170 千
版 印 次 2012 年 2 月第 1 版 2012 年 2 月第 1 次印刷
书 号 ISBN 978-7-308-09543-3
定 价 18.00 元

浙江大学出版社发行部邮购电话(0571) 88925591

CONTENTS 目录

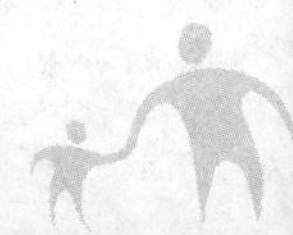

前言

对于孩子的未来而言，健康学是一门非常重要的学问，可绝大多数家庭都重视对孩子进行各种素质教育，如奥数、钢琴、舞蹈、英语、书法、美术等，却惟独忽视了健康方面的教育。

孩子的出生和成长是一个神奇的过程，尤其在进入青春期后，少男少女们像一朵朵含苞欲放的鲜花，尽情绽放着他们的美丽。

但是，孩子在成长过程中也充满了种种疑惑，例如，进入青春期后，身体出现了很多奇怪的变化，会发现自己的个子在迅速地长高，开始看见异性就不自觉地脸红，开始因为父母的管束而焦躁不安……

孩子的成长奠定了一生体质、素质、感情和幸福的基础，尤其是青春期，是一个人可塑性最强的黄金时期。但是，从世界范围来看，青春期的重要性并没有得到应有的重视。以医学界为例，无论在医学服务、医学教育或医学科学研究方面都很少把这一阶段摆在重要的位置。在医院里，小儿科嫌青春期的孩子太大，成人科嫌他们太小，妇产科只针对产妇和妇产科疾病，因此，青春发育期的疾病卫生问题成了“三不管”地带，在医学教育组织方面很不完善。

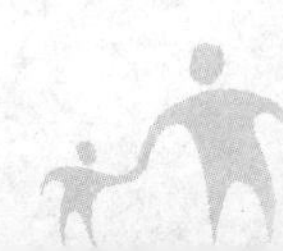

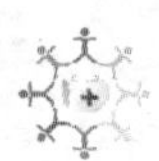

在孩子长大成人的阶段,会有无数个“为什么”在他们的脑海里旋转,他们渴盼知道答案。可是由于问题的敏感性,孩子不敢向父母和老师请教,也羞于和同学、朋友交流,只能在黑暗中自己摸索,这会让他们觉得既苦闷又无奈。这个时期的孩子独立性很强,不喜欢由家长带去看病,还有些由于害羞而不肯去找医生,甚至不告诉家长,从而延误了治疗。

在人的一生当中,健康虽不是第一目的,却是第一条件。我们如果没有了健康,再多的理想抱负、成功和财富,都是一堆废墟。因此,我们必须从年轻的时候学习健康方面的知识,培养健康的生活方式,让自己拥有健康的一生。

当然,不止孩子需要接受健康知识的教育,很多父母也对健康知识似懂非懂。不懂得健康知识的父母,自然也很难对孩子进行正确有效的健康教育,甚至还会因为父母的错误教育行为对孩子的健康产生负面影响。

青少年时期是人的一生中非常重要的发展时期。这个时期的孩子生长发育迅速,生殖器官渐渐发育成熟,是从儿童期向成年期过渡的重要阶段,也是一生中一个非常重大的转折时期。青少年的心理和生理处于突变阶段,行为、习惯、性格、兴趣和爱好逐渐形成,它标志着一个人在生理、心理等方面走向成熟。也正是在此时,青少年对自己身体的急剧变化无法承受,加上其生理发育基本成熟,而心理发育相对滞后,使得生理与心理的发育出现不协调,给他们带来强烈的内心冲突。同时,本能的发育也使他们茫然无措或彷徨不安。所以,青少年时期也是一个容易发生心理偏移、失衡、失守、失足等不稳定状况的多变时期。

处在青春期的孩子正试着去效仿成人的一切，但又无法像成人那样适度地控制自己;既少不了对父母的依赖,又渴望成人的独立。于是,总有一些不被别人理解甚至自己都不明白的举动。他们为自己即将变成大人而激动不已,同时,也因为生理和心理的很多问题而感到困惑不安,而这些都源于他们对自己的不了解。

因此,父母必须对孩子进行适时有效的健康教育,帮助他们健康成长,顺利度过青春期这一多变时期,使他们成长为体格和心理健康、能够适应社会的有用人才。要知道,想培养出健康的孩子，不仅需要父母对孩子付出真心的爱与关怀,还需要有足够的健康知识。

本书详细介绍了培养一个健康的孩子所需要养成的良好卫生习惯、科学文明的生活方式、心理卫生和青春期性知识等内容。本书内容丰富新颖,文字通俗易懂,具有较强的针对性和实用性,依据青春期少年成长的规律,针对许许多多困惑青少年身心健康成长的问题，深入地剖析了问题产生的原因，并通过具体事例提出了一系列能切实有效地帮助广大青少年解除困惑的方法。希望该书是为人父母者对孩子实施健康教育的好助手，也是男孩女孩培养正确的健康意识和生活习惯的良师益友。

第一章

吃好才能身体好——饮食健康学

想要有一个健康的体魄和聪明的头脑，就要在青少年时期注意各个方面的培养，必须要在智力和身体上进行双重培养,才能让孩子均衡发展。

有些青少年有挑食的习惯，例如喜欢吃肉食，厌恶蔬菜,这容易造成营养上的不均衡,导致缺乏植物中所含有的营养元素，而且随着年纪的增长，很容易患上心脑血管疾病。此外,整个上午的能量都是在早餐中获取的,所以早餐特别重要,它为我们整个上午的学习提供了必要的保障。

1. 饮食卫生:了解食品卫生知识

食物是青少年生长发育的物质基础，注意饮食卫生是确保青少年健康成长至关重要的问题。青少年由于缺乏食品卫生知识,误食、误用有害不洁食物导致中毒事件时有发生，所以了解一些如何有效预防和救治食物中毒的知识非常重要。

有两类食物中毒:一类是细菌性的食物中毒,就是食用了被病菌及其毒素污染的食物而引发的中毒。预防方法主要是保管好食物,不吃腐败变质的食物等。

另一类是非细菌性的食物中毒，例如有些是由于吃了

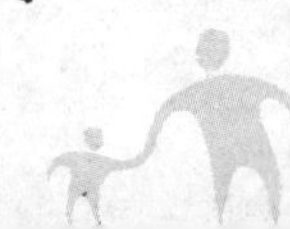

混入有毒化学物质(农药、铅、砷、汞等)的食物引起的,还有些是直接食用了本身含有毒素的食物,如毒蘑菇、发芽的土豆等。

一般情况下,在食用了有毒的物质后,多在半小时到二十四小时发病,主要表现因中毒的原因不同,症状各异,但中毒病人都有类似的临床症状:腹痛、腹泻、呕吐等急性肠胃炎症状并常有畏寒、发热等。中毒严重者可因脱水、休克、循环衰竭而危及生命。

预防中毒的方法有很多种, 我们首先要保证食品的清洁,防止直接摄取到毒素,所以在购物时要注意一次不要购买太多,做到现买现吃最好的。例如一些含一定量硝酸盐的蔬菜,贮存过久或煮熟后放置时间太长,细菌大量繁殖会使硝酸盐变成亚硝酸盐,而亚硝酸盐进入人体后,可使血液中低铁血红蛋白氧化成高铁血红蛋白,失去输氧能力,造成组织缺氧。严重时,会因呼吸衰竭而死亡。

此外,日常的饮食一定要以熟食为主。孔子曾说“脍不厌细”,便是针对熟食而言。一般的食物是不适宜生吃的,都需要经过加热以后食用, 这样做的目的就是为了让食物能快速地被人体消化吸收以及杀灭其中的细菌。特别是肉类,一定要煮熟以后再食用,这样可以杀灭其中的寄生虫。

最后,我们要避免一些不卫生的饮食习惯和行为,避免病从口入。例如:

(1)不吃变馊变质饭菜。剩饭剩菜放置时间过长,细菌大量繁殖,会导致食物发粘变馊,如果食用了这样的食物,就会引起腹痛和腹泻,严重的可能会长时间地腹泻呕吐。

(2)凉菜的卫生要特别注意。因为在施肥的过程中蔬菜

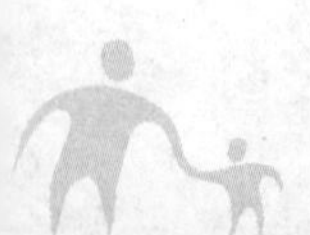

会沾有农药,还会伴有细菌。要是不注意这些,那么很可能就会摄入对身体不利的物质,从而引发肠胃疾病。因此,我们首先要选用新鲜的蔬菜,应先用盐水浸泡几分钟,这样比清水的消毒效果好。拌好以后要及时食用,不宜放置过久。

(3) 要养成饭前洗手的习惯。我们每天要接触很多东西, 因此手上会沾有大量的细菌, 甚至是微小寄生虫的虫卵。所以在饭前一定要洗手,且至少冲洗一分钟,减少直接摄入细菌的可能性。

(4)不宜随意食用野菜和野果。如果我们区分不好它们的种类,很容易误食有毒物质。所以,如果没有足够的辨别经验,最好不要随便食用,避免中毒。

(5)不随意购买"三无"食品和劣质食物。此类不合格的食品,如果食用的话,会严重危害我们的身体健康。

(6)不喝生水。水的品质是很难直接以肉眼来分辨的,即使是看起来清澈的水,也很可能有细菌和寄生虫。因此,最好饮用开水。

(7)变质的水果不要食用。很多人认为烂掉的水果只要削去腐烂部分就可以食用。其实坏掉部分的细菌已经通过果子的内部传导到别的部分,只是变质的情况不同,就像我们生病,一个部位病变,一定会影响到别的部位。因此我们最好不要食用腐烂的水果。

父母:防止孩子食用有害食物

青少年处于生长发育阶段,根据其特点可知,这一年龄阶段的人群对外界有害因素的抵抗力较弱,因此,在饮食上要特别注意各方面的卫生, 防止食品污染对青少年及儿童

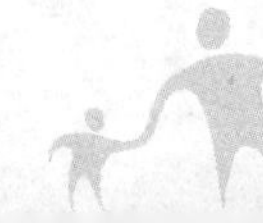

健康的伤害。

父母应该做好厨房餐具的卫生消毒工作，把食物放置在清洁的地方，把生的熟的分开，防止虫类的叮咬。不让孩子食用变质食物；如果不小心食用了，可以采用以下方法处理：

(1)快速催吐法。如果中毒不久就及时发现，可以使用这种方法。用手指刺激咽喉后壁催吐，吐后可以再喝些水，但是注意要缓慢饮用，然后再催吐，这样的效果比较好。

(2)盐茶水催吐法。要是中毒的人可以喝水，一定要让他多喝一些盐水或者茶水等，然后再使用呕吐的方法。

(3)送往医院。要是发现中毒者有休克的状况，或有面色铁青、血压下降等急速并发症，应首先做应急处理，然后及时地送往医院。

孩子：记住病从口入

很多青少年不注意饮食卫生习惯，而且对此根本不重视，这对于健康是非常不利的。学校附近小摊贩所出售的食品，我们最好不要食用。这类食品没有任何的卫生保障，有些是用地沟油烧的，而且很容易粘到灰尘，食用以后很可能会出现腹泻等症状。

另外，如果吃生的水果或者蔬菜，一定要洗干净再食用。它们在生长的过程中会附上很多细菌，还残留农药等有毒物质。如果不清洗干净就直接食用的话，很可能会得病。

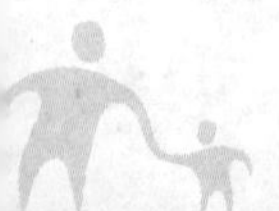

2. 营养均衡:少吃零食,多吃果蔬

幼年和青少年时期是人体生长、发育的关键阶段,容易受到各种疾病的侵袭,而体内新陈代谢的加快使身体对各种营养物质需要量加大。因此,应格外注意幼儿和青少年时期营养物质的供给,防止营养缺乏症。健康充分的营养不但对青少年的身体机能具有重要作用,更对智力有深远的影响。

(1)热能。人体热量的来源是食物中的糖类、脂肪和蛋白质。一个人需要消耗的热量主要取决于基础代谢、体力活动和食物热效应三个方面,在生长发育期,还要加上期间所需的热量。所以,青少年热能的需求量超过了从事体力劳动的成年人,如果不能长期供给足够的热量,将会直接影响青少年的生长发育。

(2)蛋白质。青春期孩子身高、体重的增加,基础代谢的增多,内脏器官的增长,都离不开蛋白质的大量摄入。对正在生长发育的青少年来说,每日蛋白质需求量为80~90克。摄取蛋白质的主要食物来源是禽畜肉类、鱼类、鲜奶类、豆类等。因此,在青少年膳食中,在主食的基础上增加一定比例的动物蛋白质、牛奶和豆类是非常重要的。

蛋白质含量最多的是瘦肉,一个人每天的摄入量一般按照自己的体重来衡量,每千克体重摄入1.5~2克是比较合适的。如果经常运动的话,蛋白质的摄入量应该适当增加一些,一般是每公斤体重摄入2~3克。如果想要增加肌肉的纤维和力量,就一定要增加肌肉中的蛋白质,而且最好是动物

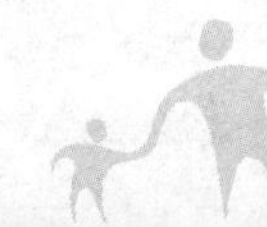

蛋白。但要注意的是,肌肉的成长和力量主要是通过锻炼而形成的,而不是仅仅靠吃出来的。

(3)维生素。维生素是保证人体正常生理功能所必需的有机营养素,它虽不能提供热能,但有促进生长发育、增进健康和增强机体抵抗力的作用。如果维生素长期供应不足,会影响生长发育和机体免疫功能,出现各种缺乏症。据全国各省、市学生膳食营养调查结果表明,维生素B_1、B_2、C、A、D的摄入不足导致的缺乏症非常明显, 有一定的普遍性。因此,青少年日常应多吃新鲜蔬菜和瓜果类等食物,其维生素含量较丰富。有些孩子的免疫力比较低下,经常生病,此时就可以多吃含有维生素C的食物,以增强体质,提高免疫力。

(4)脂肪。脂肪是一种高效营养物质,在人体内吸收后通过生物氧化而产生热量。当摄取的热量过剩时,机体又可通过一系列的生理反应转化为脂肪贮存在体内。在幼儿和青少年时期,脂肪也是机体不可缺少的营养素,平均每天应保持在50~60克的摄入量。当然,脂肪的摄入也不能过多,否则容易导致某些疾病的产生。

(5)矿物质。青少年身高体重迅速增长,其骨骼系统的发育在不断进行, 附在骨骼上的各组肌肉细胞的数量也直线增加,性器官逐渐发育成熟。因此,机体对无机钙和磷、铁、锌、碘等的供给,要求充裕。

①钙和磷。钙、磷主要参与人体的骨骼和软组织构成,若体内缺乏,极易导致骨骼发育不良、骨质软化症等。因此,应在青少年膳食中多补充牛奶、蛋类、豆类、骨汤、软骨、虾皮等含钙、磷丰富的食物,以保证机体的正常需要量。

②铁。铁是人体合成血红蛋白的主要成分,缺乏铁会造

成人体贫血，表现为头晕、眼花、面色苍白、体力下降、毛发枯黄、食欲减退等症状。正常情况下青少年每天应补充12~18毫克的铁，女性因月经失血因素较男性需铁量高。含铁丰富的食物有肉类、鱼类、动物肝脏、禽血、豆类、菠菜、黑木耳等。

③锌。锌是机体进行各种新陈代谢活动的酶的组成成分。若挑食、偏食，不注意均衡营养，易导致机体缺锌。机体缺锌容易出现生长发育迟缓、性机能发育不全、厌食、脱发、痤疮等症状，严重时可引起侏儒症（如身材矮小、智力低下等）。青少年每日锌需要量为20毫克左右。含锌较高的食物有肉类、蛋类、黄花菜、海砺肉、文蚝等。

④碘。碘是机体甲状腺素的重要成分，缺碘可导致甲状腺肿大、机体代谢低下，严重缺乏会影响生长发育，还会引起大脑发育障碍、运动神经障碍。正常情况下，青少年每日碘需要量为150微克，含碘较高的食物有紫菜、海带等海产品，使用碘化盐是最安全有效的补碘方法。

(5)水。水占人体重量的60%~70%，是让人维持正常生理功能的重要物质，是体液的主要组成部分，并参与调节体内的代谢过程和机体温度。人体如果缺水，就可引发血液浓缩，影响机体的正常代谢，导致肌肉酸痛、活动能力下降等。青少年对水的需求量为：每日每千克体重50~80毫升。通常导致机体缺水的原因有呕吐、腹泻、大量出汗、严重饮水不足等。若身体的水分流失20%，则人体将无法维持生命。补充体内水的主要来源是饮用水、食物水和代谢水。

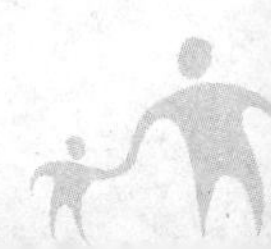

父母:纠正孩子偏食挑食的坏习惯

偏食和挑食主要是指孩子根据自已的喜好摄取食物,只喜欢吃某几种食物,而不喜欢吃另一些食物,或不接受某一种味道的食物。

偏食、挑食对正处在生长发育期的孩子的身体健康和心理发育都危害极大。孩子生长发育需要摄入多种营养物质,包括碳水化合物、蛋白质、脂肪、维生素、矿物质和水。这些营养物质来源于多种食物,不可能由某一种食物提供。要是孩子有偏食和挑食的习惯,必然会造成一种或者是多种营养的缺少,影响孩子的生长和发育,严重的还会引起相应的营养缺乏性疾病。

一般说来,孩子都会有些偏食、挑食,如果不及时纠正,不仅会因某些营养素的摄入不足而导致孩子营养不良、体质虚弱、抵抗力差、容易患病等,还会影响他们的生长发育,以致养成任性偏执的性格。

有些父意识到要纠正孩子挑食、偏食的毛病,但方法欠妥。他们不是循循善诱地让孩子进食以前没有吃过的食物或有些特殊气味和味道的食物,而是强迫他们吃,结果孩子产生了恐惧心理,从心理上拒绝这些本可以接受的食物。在对待孩子饮食的问题上,父母要记住的原则是:尊重孩子的喜恶,但不被这些喜恶所控制。

家长应针对原因采取对策,纠正孩子挑食、偏食的不良习惯。

(1) 有的孩子对某种食物的特殊气味或味道本能的拒绝,但家长千万不要因孩子不爱吃,就不再为孩子准备这种

食物，有可能被孩子拒绝的食物里含有某种重要的营养素。当孩子一开始不接受时，家长可以换一种烹调方法，做到色香味俱佳，多尝试几次，孩子可能就会接受。

(2)对一些孩子不喜欢的食品，家长应该带头吃，给孩子做个榜样。如家长在孩子面前非常满足地吃着孩子所不喜爱的食物，并带有愉悦的表情，这对孩子是一种良性的引导。切忌在孩子面前显露不喜欢某种食物，应努力在家庭中为孩子提供各种促进生长发育的营养食物。

(3)面对孩子不喜欢吃的食物，作为家长一定要耐心教导，不可以强迫。家长一定要耐心地教育孩子，让他们知道偏食的危害：如果缺少的话，会影响他们的生长发育。家长可以给他们看各种食物的图画，让他们理解这些食物的营养价值，从而使他们对不喜欢的食物有一个好印象，然后家长尽量把这些食物烹调得好看好吃一些，让孩子慢慢地接受，再逐渐在日常饮食中增加分量。

(4)根据孩子的心理特点，家长可以采取讲故事、一起吃饭等方法，增加孩子进食的动力。父母还应鼓励孩子多咀嚼食物，这样有助于咀嚼肌的发育和食物的消化。

(5)如果孩子对某种菜十分讨厌，为了保证孩子营养均衡，可以用与之营养成分相似的替代品，也可以想办法把这种菜偷偷掺进孩子喜欢吃的食物里。例如，如果孩子不喜欢吃蔬菜，妈妈可以把蔬菜剁碎放进孩子喜欢吃的肉汤里，或把蔬菜切成丁放在粥里。这样做可以给他们补充必要的营养。

总之，日常食物中的营养要充足，类别齐全，搭配科学，才能满足身体消耗的需要。食物的构成也需要多样化，要有

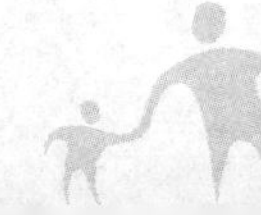

面、米、肉,还要有新鲜蔬菜。科学搭配,满足孩子的营养需求。

孩子:多吃蔬菜和水果

蔬菜和水果都是人们生活中非常重要的食物。

蔬菜主要为人提供身体所需的各种维生素、无机盐和纤维素。人体组织细胞的正常运转,无机盐平衡人体内的酸碱度,都得依靠维生素。纤维是用来促进肠胃蠕动,有利排便。水果中也含有一些人体必需的营养物质。

一些孩子认为,水果可以代替蔬菜,尤其是那些挑食、不爱吃蔬菜的孩子,喜欢用水果替代蔬菜。这种认识是错误的,这是因为:

首先,只有新鲜的水果才含有大量的维生素,而我们平时吃的水果多是经过长时间贮存的,这样的话水果内的维生素会有很大损失,特别是维生素C。

其次,没有哪一种食物是可以满足人体所需要的所有营养,要想摄取到足够的营养,就要吃各种食物,这样才能营养均衡。

所以,水果和蔬菜都是我们所需要的。在蔬菜里面含有的各种成分,全部是孩子发育生长不可缺少的营养元素。不喜欢吃蔬菜的孩子一般会便秘。而引起便秘以后又往往会增加水果的摄入量。很多人便秘以后会用香蕉来通便,但是香蕉性偏寒,脾胃虚寒的孩子应少吃,长期食用会对孩子的身体产生伤害。所以,蔬菜中所含有的维生素是水果不可以代替的。

有这样一首儿歌:“小乌龟爱挑食,一粒大米吃三次,脖

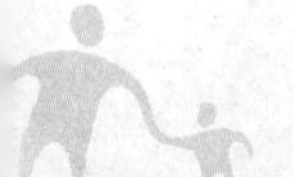

子细细,尾巴细细,耷拉着眼皮没力气。小老鼠爱挑食,只吃花生巧克力,脖子细细,尾巴细细,蔫头耷脑没力气。小熊一点不挑食,米饭、青菜、肉和鱼,大口大口吃下去,脸蛋红红笑嘻嘻!”

这首儿歌告诉孩子要不挑食、不偏食,不但要多尝试新的食物,还要多尝试新的菜肴。只有吃的种类越多,所能吸收的营养才能更加全面。送给孩子们这样一句话:生命,犹如饭桌上的各种美味,是一整盘地端上来的,所以要像珍惜生命般珍爱各种食物。

3. 科学饮水:养成健康的饮水习惯

水和人们的生命健康息息相关。不管大人、小孩,适量的饮水是消化系统功能的必要保障,还能为我们的身体新陈代谢提供必需的物质,有助于身体排毒。

先人们总结出:不欲极渴而饮,饮不过多。意思就是说,不要等极渴的时候再喝水,在渴急了的情况下喝水要缓慢,不然会伤害身体。而且不可以喝生水,以防感染胃肠道传染病。

从饮水科学的角度来分析,给孩子喝的水最好是30℃左右的温开水,这是比较有益于身体健康的。因为在水烧开的过程中,水内绝大部分的微生物和细菌都已经被杀死了,所以开水是比较安全的,而且水中对身体有益的微量元素都被保留下来了,这样对补充人体内的微量元素是非常好的。另外,白开水不含有卡路里,不需要使用消化器官,可以直接被人体所吸收,不会刺激到肠胃。对于成人来说,每天每

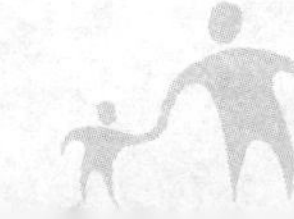

千克体重需要30~40毫升水。而儿童需要的水一般是成人的3~4倍,尤其是在气候干燥的时候,更要多补充水分。

普通的矿泉水和纯净水最好不要频繁给孩子饮用,冰冷的水孩子最好也少喝,这是为什么呢?

首先我们可以肯定的是,纯正的矿泉水是有很好的保健作用的。现在市面上的矿泉水基本都不是真的矿泉水,而是用纯净水加矿物质元素勾兑成的。这样的话就比较难以控制微量元素的自然比例,很可能还会缺少一些微量元素,孩子喝了并不一定会有利于健康。

再来说纯净水,它在生产过程中清除不有害物质的同时,也过滤掉了水中的微量元素。少年儿童钙的需要量30%来自于水,长期喝纯净水的话,这部分钙的来源就没有了。另外,食物中的钙比水中的钙少。长期喝纯净水,不仅不能补充钙、锌等微量元素,体内已有的矿物质反而会被纯净水吸收排出体外。这对孩子的身体是非常不利的。

父母:不能纵容孩子偏爱饮料的毛病

现在的孩子大都喜欢甜食,不爱喝白开水,偏爱喝各种饮料。特别是夏天,孩子从外面玩耍回来,满身大汗,口干舌燥,抓起冰凉的饮料就大口大口地喝,却不知道这是在摧残自己的身体。

张丽是一位年轻的母亲,有一个5岁的女儿。张丽非常宠爱孩子,几乎是百依百顺。有一天,张丽带着女儿去逛公园,女儿先喝了一瓶可乐,然后又嚷嚷着要喝雪碧,张丽就给她又买了一瓶雪碧。可女儿一会儿又说雪碧不好喝,要喝红牛,张丽又二话不说给孩子买了一罐红牛。

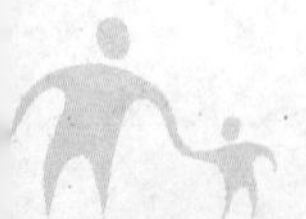

旁边有一位老人对张丽说，孩子喝多了饮料对健康不好，不能她想喝什么你就给她买什么呀！

张丽说："你说的我也知道，不过，孩子嘛，她爱喝什么就喝吧，也不会有什么关系吧！"

张丽满不在乎，殊不知，如果一味地放纵孩子，饮料喝多了，对孩子的健康是非常不利的。

饮料绝对不可以多喝，因为饮料会引起肠胃的负担，让消化功能发生紊乱，从而导致消化疾病。

孩子身体还在发育当中，肠胃的容量是非常有限的，要是饮用过多饮料的话，必然会影响到孩子正常食欲以及进食量，更会影响孩子正常的营养摄取，时间长了就会造成营养不良，从而直接影响孩子的生长发育和身体健康。

饮料中含有的色素和防腐剂会直接影响孩子的大脑发育，并对大脑造成损害。根据国外的一些专业机构研究，长时间摄取色素和防腐剂的话，会引发孩子的多动症。因此，家长一定要注意对孩子这方面的保护。

有些父母也许会认为，一些知名品牌的运动型饮料或某些项目运动员的指定饮料，对孩子的健康一定是有益无害的。这是一种非常错误的观点。

运动饮料都是含有高热量的，它所含有的热量往往都比运动员所消耗的多，所以才能对运动员起到帮助作用。持续剧烈运动一个小时以上，适当饮用一些运动饮料是非常有利的，可以保证我们的身体所必需的能量。一般情况下，孩子是不会有这样的大运动量的，要是大量地饮用运动饮料会对他们的身体产生不利影响。据营养学家研究表明，每天喝一瓶运动饮料的话，它所含有的热量是非常惊人的，一年下来就会额外增加6公斤左右的体重，而且会打破体内原有的电解质平衡，对孩子的身体有害无益。

因此，对于孩子来说，止渴的最佳选择就是白开水。

至于那些深受孩子们喜欢的碳酸饮料，更是有百害而无一益，父母应让孩子远离这些垃圾饮料。那么，青少年常饮碳酸饮料究竟会有哪些害处呢？

(1)影响骨骼健康。长时间饮用碳酸饮料，对骨骼发育的负面影响非常大，而且经常大量饮用碳酸饮料会让青少年有骨折的危险。经过对400名长时间大量饮用碳酸饮料的青少年进行追踪调查发现，碳酸饮料直接影响到了骨骼的发育，还容易让人出现骨质疏松等骨骼方面的疾病。

(2)酸性饮料腐蚀牙齿。牙釉质是在牙齿的表面形成的一种坚固物质。饮料中的酸性物质及有酸性糖类副产品会软化牙釉质，对牙齿龋洞的形成起到促进作用。更为严重的是，如果牙釉质软化，再加上不正确刷牙、磨牙等陋习，会导致牙齿损坏。

而长时间饮用碳酸饮料就会影响牙釉质，导致脱钙和硬度降低，从而出现蛀牙。根据专业机构研究表明，很多青少年是因为碳酸饮料而把牙齿腐蚀的。经常喝饮料会大大增加齿质被腐损的概率（在12岁的青少年中增加59%；14岁青少年中增加22.2%）。由此可见，经常饮用饮料对孩子身体的危害还是非常大的，作为家长一定要尽力控制孩子对饮料的“爱好”。除运动型饮料和碳酸饮料外，饮料市场内有一种对特定人群开发的饮料，例如含有一定量咖啡因的饮料，这种饮料能刺激中枢神经系统，对于一个成年人来说是可以起到抗疲劳的作用，但是对于身体正处于发育时期的青

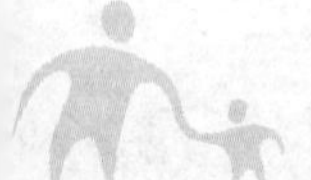

少年来说,这些饮料却会引发烦躁、不安、食欲下降、失眠等状况,而且会影响身体对部分维生素的吸收,所以一定要让孩子远离这些特殊饮料。曾经在报纸上有这样的一则报道,一个青少年被确诊为尿毒症患者,只是因为他喝了太多的饮料。虽然这只是特例,但是至少说明饮料对青少年的危害还是很大的。

孩子:运动过后要适量补水

青少年在运动过程中,消耗掉不少能量。一些人认为,只要吃得好,就能够把消耗的能量补充回来,还有一些人则不重视运动后的营养补充,甚至还认为补不补无所谓。其实,这些观点都是错误的。

孩子在运动中消耗了大量能量,同时其他营养素需求量也相应增加。因此,这个时候需要给孩子补充营养。而且,由于运动会促进孩子的消化吸收功能,可以让他们对微量元素的吸收变得更强,比如对钙、铁、锌等的吸收,骨骼密度比同龄人高;运动也会提高孩子分解脂肪的功能,胃口大增,即使补充营养,也不会使孩子发胖。

在运动后需要补充的各种营养成分中,水应该是最重要的。大量运动会导致身体内的水分经由汗水而流失,假如我们流失了体重的1%的水分,体温就会变得更高,更容易疲劳。而要是损失3%左右的水分的话,就会明显影响运动。喝水不单只是在运动之后,更应该在运动之前就对身体补充水分。在运动前的15~20分钟要喝200~300毫升水,最好不要一次性喝完,要分几次喝。而在运动的过程中,每隔15~30分钟就应该补充一些水分,大概要喝100~300毫升的水。而运动以后，更要适量地补充水分，但是切记不能暴饮，否则会导致血液中的矿物质浓度降低，从而让身体感觉不适，因此最好分几次喝水。如果孩子参加体育运动，就必须要保持良好的水分和营养，这样才能有一个健康的身体和充沛的体能。

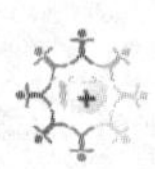

4. 健康膳食：身体第一，身材第二

现在有些女孩子一进入青春期，就害怕发胖，于是想通过节食的办法来维持苗条的身材，如果长期这样的话，很容易出现青春期厌食症，对健康是极为不利的。幼年和青少年时期是人体生长发育最旺盛的时期，身体需要充足而均衡的营养，而节食势必造成营养缺乏，从而给身体造成极大的危害。

(1)节食会导致对维生素的摄入不足。在谷物中有大量的维生素B族，如果身体缺乏这些元素就会出现一些相应的疾病，比如口腔溃疡。在蔬菜中有大量的维生素C，缺乏维生素C，可能会患上坏血症。而缺乏维生素D就会引起骨骼的代谢异常，骨骼变形，不长个子。而缺乏维生素A就直接会导致夜盲症。

(2)节食还会引起蛋白质的缺乏。青春期的女孩发育一般要比男孩早，会有显著的内分泌变化。蛋白质不足最严重的后果就是引起生长发育的迟缓等，而且还会影响智力，严重的就会出现因营养不良而造成的水肿。

(3)节食会导致人体所需要的热量供应不足。在青春期的时候，新陈代谢比较旺盛，而且活动量大，身体对营养有更多需求,要是不能满足身体的需求就会影响生长发育。

总之,青春期正是长身体、长知识的重要阶段,这一阶段的体质将影响到一生的健康。因此,用节食减肥不可取,应科学安排饮食,多多运动,这样才能达到减肥的效果。有些女孩为了减肥常常不吃早餐，以为这样就可以变得苗条起来，这是一种非常错误的认识。不吃早餐不但对减肥无用,反而对身体有害。其原因是:人在夜间经过休息,白天才能精力充沛,体力强健,所以人们在白天,尤其在上午的学习质量又快又好。因为学习的原因,体力和身体的热能消耗都特别大,要是不吃早饭的话,就会饥饿,让自己更加没精神。而且因为饥饿,中午和晚上就会吃得特别多,导致热量摄入过多,消化不良,让身体发胖。

此外，胰岛素的一个很重要的作用是使血糖变为脂肪的速度加快,使脂肪在体内大量沉积,而人体胰岛素的分泌量一般在傍晚达到高峰,清晨分泌最少。所以说,在早晨应该多吃一些,营养搭配均衡一些;晚上要尽量少吃一些,防止热量摄入过多,从而引起发胖。

父母:为孩子合理安排膳食

进入青春期的女孩非常爱美,但又处在长身体阶段。如何才能既保持健美的身材,又不失充足的营养供给呢?有没有两全齐美的办法呢?家长应该为孩子采取以下饮食方略:

(1)营养的巧妙组合。经过科学家们长期研究得出,碳水化合物、脂肪、蛋白质都是同等重要的。因此食物的搭配要想合理,就一定不能过于单一地选择食材,应该尽量相互搭配,摄入的养分才能均衡,而且不会因为食用的食材过于

单一而导致热量过多或者过少，这样不但有利于身体的健康，而且不易导致身体发胖。

(2)巧选脂肪。有些人为了减肥，不吃肉，也就没法让身体摄入足够的脂肪，这样有害于身体健康，但是吃多了脂肪会发胖，真让人左右为难。脂肪的种类主要分成三类：一类会直接增加人体内的胆固醇的含量，比如乳酪、奶油这些食品都会让脂肪大量堆积；另一类是对胆固醇含量产生微弱影响的，比如鸡肉、鸡蛋类食品。还有一类是能降低胆固醇的脂肪，如橄榄油、玉米油、大豆油等。后两类脂肪是我们最佳的选择，但是对于过瘦的人，适当地吃一些第一类脂肪对身体的健康是比较好的。

(3)一日三餐要定量。有规律的三餐是让身体健康的最好办法，也是保持良好身材的必要保障。三餐的每餐食用量不可过多，但是也不能过少，七成饱最为适宜。

(4)可以适当地吃凉食。热的食物可以增加人身体的热量，吃冷食会减少一部分的人体热量。

(5) 细嚼慢咽身体好。多咀嚼食物可以消耗一定的热量，而且能让身体在饱和度适量的时候停止进食。当食物进入人体后，慢慢身体就会向大脑发出饱和感的信号，但是这个感觉反应会稍稍慢一些，也就是为什么有些时候吃完饭过了一会儿才觉得撑。此外，细嚼慢咽也有利于肠胃消化，让身体能在较少的食物中获得尽可能多的能量。

(6)少吃多餐。把一份食物分成五份吃的话，不但有利于吸收，还能让营养不流失。根据有关调查，每天吃饭不到3次的人，他们有一半以上的人患有肥胖症。因此，进餐次数多，可以有效地降低胰岛素水平，增加脂肪的燃烧。

● 孩子:科学减肥,不盲目节食

爱美是人的天性，女性似乎将这种天性视为一种持久的信仰。为了美,她们绞尽脑汁制订了种种方案来使自己看起来更有魅力。而减肥,理所当然地成为首选。很多刚刚步入青春期的女孩,为了让自己身材更加苗条一些,想了各种办法进行减肥。可是,很多人在盲目减肥的过程中选择了一些并不正确的减肥方法，这也对她们的健康构成了不小的威胁。

例如,有的人选择不吃主食,每顿饭只吃一些水果,以此来达到减肥的目的。有些人甚至是一天只吃很少的食物,中午和晚上什么都不吃,最多喝点水。尽管水果对人的身体是有很多益处的,但是成分比较单一。而且长期只吃水果的话,会导致营养不良,肯定会损害健康。长时间就会产生失眠、口干、头晕、乏力等症状。这里推荐一些科学的减肥方法。

(1)运动减肥。想要让脂肪有效燃烧最好的办法就是运动。运动不但可以保持自己的体型，也能塑造出苗条的身姿,还对身体有好处。运动需要有一定的规律,每周运动3次左右,每次不少于40分钟。具体的方式可以根据自己的喜好来定。这里推荐一种方式,就是慢跑,不但能有效地活动身上绝大部分的肌肉,还能锻炼肺活量,绝对是一个让自己体型变得更好的方法。

(2)喝水减肥。使用正确的方式喝水可以达到减肥的效果,而且简单。我们所提倡的水是白开水,它是低热的,而且容易被身体吸收。每天我们至少要喝两升水，分别是起床

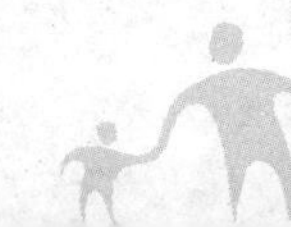

后、早餐时、上午、午餐前、午餐后、晚餐前、晚餐后各喝一小杯温水,不要一口气喝完,要慢慢饮用。

(3)饮食调节。把水果、蔬菜、主食等合理搭配起来吃,这样对我们的身体健康有好处,而且对促进我们的胃口也有好处。

(4)瑜伽减肥。瑜伽运动对身体塑形是非常好的,每周做3~4次可以强健肌肉,同时也让体态苗条。

青少年因为追求美而减肥无可厚非,对于减肥的方法有必要进行选择,身体健康的要素是要放在第一位,其次才是美。再美的身材,没有一个好的身体把它衬托起来,是无法享受到曼妙身姿给我们带来的喜悦的。

5. 少食冷饮:不宜贪凉多吃

民间谚语说:"天时虽热,不可贪凉;瓜果虽美,不可多食。"这是有道理的。孩子非常喜欢冷饮,但是,孩子长期食用冷饮会对身体造成极大的危害,引起一些健康问题。

(1)引起胃肠功能紊乱。孩子的身体还在发育当中,各个方面都发育不健全,肠道脾胃十分娇嫩。要是吃了过多的冷饮,会导致孩子的肠胃疾病,比如肠胃痉挛、肠胃功能紊乱、腹泻、腹痛等情况。因为孩子的肠胃发育不健全,比较薄,受刺激的话就会引发肠子过度蠕动,进而引发肠套叠,从而导致肠梗阻。中医认为,生冷之物多食,伤脾胃。脾胃要是长期被生冷的食物损伤以后就会脾虚、胃寒,症状为唇白、肌肉酸痛等,胃寒会导致孩子胃痛、流口水等。

(2)降低食欲。冰激凌一般由奶类和糖组成,而这些东

西的热量都是比较高的，虽然可以补充一些身体所必需的热量,但是,它所含的营养物质是比较少的。而且长时期食用的话,会影响孩子的食欲,对孩子的肠胃也不好,还会打破身体的正常饮食规律,造成营养的不均衡。夏天我们可以吃一些冷饮,但首先要适量,其次是不要一次食用过多。我们也可以用绿豆来消暑,不但营养,消暑的效果也是非常好的,还不会对孩子的肠胃产生影响。要是孩子有吃冷饮的习惯,一定要防止孩子暴饮暴食,每次一根雪糕就足够了。

(3)造成肥胖症。一个10岁的孩子,每天在正常三餐之余,吃一块蛋糕,喝一罐可乐,吃一份冰激凌,那一年下来体重会增加7公斤左右。因为过多的糖分被身体摄入了以后,孩子的身体就会发胖。要是再加上不运动的话,那一年下来就会肥胖很多。多余的能量都被身体所吸收,全部转化为热量,成为脂肪,存储在身体内部。

(4)诱发咽喉部炎症。长期食用冷饮的话,会对孩子的咽喉和口腔持续地产生刺激,让咽喉部的血管收缩,容易形成上呼吸道感染。

吃冷饮的时候要注意卫生，因为夏天的温度很容易滋生细菌。要是因为冷饮的卫生问题而感染了细菌，导致病变,是很不值得的。我们选用冷饮的时候,要选择新鲜合格的产品。如果是“三无”产品或者有漏气、沉淀等状况,最好不要食用。

还有一点要注意，孩子在剧烈运动的情况下是不可以食用冷饮的。这时体温比较高,咽喉会充血,大量食用冷饮的话，会对孩子的肠胃和咽喉产生刺激，还会引发别的疾病。所以,要让孩子在运动后休息一会,喝点水,然后再食用冷饮。事实上,多喝白开水和食用天然新鲜的水果是最好的解暑方法。

父母:不能放纵孩子吃冷饮

夏季来到的时候,很多孩子都喜欢吃冷饮来解暑,但却有可能因此而致病。冷饮虽然能解暑,但是食用过度的话就会对孩子的身体产生很大的危害。所以说,家长一定要注意控制孩子吃冷饮的数量,免得因为一时贪嘴而带来不必要的病痛。

孩子因为冷饮或者生冷食物而得病的话,责任主要在家长。孩子没有那么理智,他们不了解这其中的利害关系,即使知道,他们的自制力也不是很好。有的时候,即使一个成年人的自制力也不是很强,面对自己喜爱的东西也往往经不住诱惑。

很多家长买了很多冷饮放在家里面,以备夏天防暑食用。但是一次买很多,孩子就会无节制地食用,经常因为吃多了冷饮而生病,甚至影响到消化系统;或者导致食欲下降,不好好吃饭。这样一来更加让孩子的身体健康受到危害,而且冷饮没什么营养,长时间,对孩子的生长发育非常不利。时间久了,孩子会营养不良,体质下降。有些孩子的身体本不是很好,身体内湿寒会导致病情恶化。

有一位母亲告诉我,对孩子的饮食教育是很重要的,所以她从小就教育孩子贪食冷饮的坏处。到孩子长大后,就会有节制地吃冷饮,并且养成良好的饮食习惯。由此我们可以得出,家长的教育有助于孩子良好习惯的养成,可以让孩子受益一生。

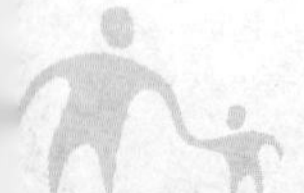

市场上所销售的冷饮产品，基本都是由奶油和合成色素等添加剂制作出来的。人造奶油对人的身体没有任何好处,而且会有很大的潜在危害。它们会增加动脉硬化、癌症的发生概率。食用了大量色素的话,孩子的智力发育也会受影响。而且有一个公认的事实就是:孩子长时间吃冷饮,会不好好正常吃饭,时间长了就会导致孩子营养不良,甚至得胃病。

孩子:为了健康,不要贪食冷饮

很多孩子都喜欢吃冷饮,特别是在夏天。可是长时间地吃冷饮对孩子的生长发育是非常不利的。在炎热的夏季,人体的胃部的分泌物会减少,消化系统也会下降。但是这个时期又是细菌大量繁殖时期,所以说,夏季往往是人们的消化道疾病高发期。

过量食用冷饮会直接影响到孩子的肠道和味觉，会对儿童肠道的温度产生影响,造成血液循环不畅,这就直接影响到孩子对营养物质的消化和吸收,甚至会造成呕吐、腹泻等疾病。

所以,我们要适量地吃冷饮。夏天天气炎热,我们可以选择一些新鲜的果汁或绿豆汤,不但可以解暑,也能补充身体的营养。冰镇的饮料最好是缓慢地喝,切忌一口气喝得过多。

6. 规范饮食:拒绝不良的饮食习惯

航飞是北京某重点中学的一名学生,他曾经非常胖,父

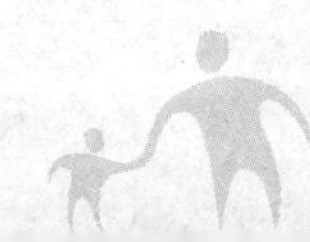

母担心对他的健康不利,因此带他去儿童研究所进行治疗,为其施行了腹腔镜胃减容手术，重建后的新胃只有原来的五分之一。

说到航飞的肥胖，完全是由父母放任他暴饮暴食造成的。在他的家中,有一台冰箱是他专用的,里面存满了各类零食。除了每日三餐的主食外,航飞总是零食不离手。

航飞开始发胖的时候,邻居或亲戚看到他,都会赞许地问道:“这个孩子吃啥长这么胖?”他的父母就会自豪地回答:“羡慕了吧！看我孩子多能吃,多有营养,多健康！”

后来,航飞越吃胃口越大,也越来越胖,身高不足1.6米的他竟然已经有90多公斤了。因为肥胖,他常常感到心动过速、睡觉不能平卧、行走困难等,他的父母这才觉得不能放任他暴饮暴食了,决定减少他的饮食量,但是航飞稍微比以前少吃一点就会喊饿。父母没有办法,只好带他去看医生。

像航飞一样，很多孩子都有诸如暴饮暴食一类的坏习惯,因此引发一系列疾病,比如胃损伤、胰腺炎、急性胃穿孔……这些都会严重损害健康,甚至危及生命。

首先,人们暴饮暴食后,经常会出现一些相应的身体反应,如头晕脑涨、肠胃不适、胸闷气急等不适症状。有些还会导致急性胃肠炎,出现胃部出血。经常过度食用食物,会影响到我们的肠胃,长此以往,一定会引发出相关的病症。

其次,长时间的暴饮暴食很容易让人发胖,而肥胖对我们的影响是多方面的。根据中华儿童保健学会的调查,我国的肥胖儿童在以每年百分之十的速度增长着。这对于一个人口基数如此庞大的国家是多么可怕的一件事情呀。肥胖会引发孩子的心血管疾病,甚至会导致自闭症。

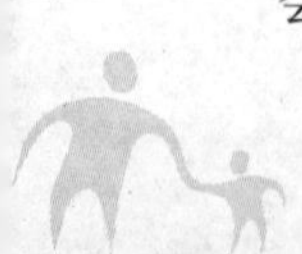

再次，暴饮暴食会打乱孩子的胃肠道对食物消化吸收的正常规律。食物在进入我们的消化系统后，开始被消化、被吸收。蛋白质被胃消化后，碳水化合物、蛋白质、脂肪、维生素、电解质等物质被小肠吸收。在消化系统的帮助下，我们才能进行一次完整的消化。但是暴饮暴食会直接打乱正常的消化规律，从而导致消化系统出现问题。

此外，消化道是人身体的重要器官。肝脏像一个大型的生化加工厂，身体各个方面的新陈代谢，它都要参与。而暴饮暴食在很短的时间需要大量的消化液体，从而大大增加消化器官的负担，直接影响我们的身体健康。

因此，家长应帮助孩子养成良好健康的饮食习惯。

(1) 要定时吃饭。肠胃的消化功能主要分为机械性消化、化学性消化以及储存，食物在肠胃中需要一段时间才能消化。所以，两餐间隔以四五个小时为宜。临床研究发现，一天吃两顿饭的人，对蛋白质的消化只能达到75%；而一天吃三顿饭的人，对蛋白质的消化能达到85%。

(2) 饮食一定要定量。现在很多人对定量饮食没有概念，饿了就猛吃一顿，不饿甚至一点也不吃。这样不但对肠胃不好，而且一次吃得过多也会让我们容易发胖。在消化的过程中，要是一次吃了太多的东西，那我们的胃部就需要大量的胃液来帮助消化，胃液中的物质主要是稀盐酸和胃蛋白酶，除了消化以外，还要负责杀灭细菌。而这些消化物质都是有规律地分泌出来，长时间的暴饮暴食，就会让这些消化液分泌不规律，从而直接影响消化系统，危害我们的身体健康。所以，进食一定要定时定量。

除了不能暴饮暴食外，为了孩子的身体健康着想，家长

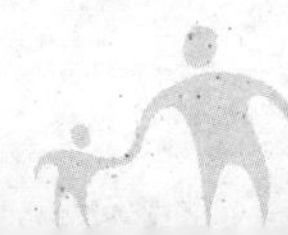

还应注意两个可能造成肥胖的高发期。

一是婴儿期。孩子在1岁左右的时候,活动能力比较有限,所以孩子的活动量和活动范围都比较小。再加上此时的孩子正处于成长阶段,需要很多的营养物质,所以很可能会引起肥胖。

婴儿期肥胖的孩子在2~3岁的时候可以恢复,随着孩子的活动量的增加,就会让孩子的肥胖状态逐渐改善,慢慢瘦下来。

二是学龄初期。孩子7岁左右的时候也容易发胖。这个时期的孩子饮食往往不够规律,而且运动少,饮食多,爱吃零食,因此容易发胖。

父母:制定孩子的饮食规范

有的家庭为了让孩子快吃饭,就在吃饭时与孩子比赛。殊不知,这样对儿童的身体是非常有害的。当孩子在发育的时候,身体的各个器官都发育不完善,特别是肠胃的消化功能处于一个比较微弱的时期。因此对食物的要求比较特殊。我们的家长应该进行合理安排。

孩子的咀嚼功能本来就不健全,要是吃饭吃得过快,无法把食物充分咀嚼碎就吃下去了,这样对孩子的肠胃是非常不利,会让消化系统产生不良反应。经常发生因为家长与孩子进行吃饭比赛,而导致孩子被食物呛到,引起昏厥,呕吐,甚至造成窒息的病例。所以,不宜在孩子吃饭时搞“比赛”。

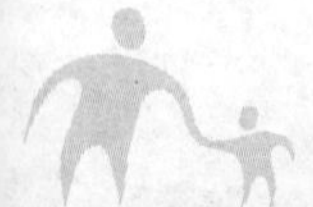

孩子:养成吃早餐的习惯

不吃早饭是一种很不好的饮食习惯。像汽车奔驰需要汽油一样,人的生长发育、日常活动也需要大量的能量,这个能量就是靠我们一日三餐来供给。青少年不吃早餐有以下一些坏处:

(1)影响学习成绩。不吃早餐对青少年的影响,主要集中在青少年的反应能力、注意力、短期记忆等方面。

一些专业的科学机构做了实验,针对的是9岁到12岁的孩子,在这个年龄段挑选了几十名孩子。主要考察的是他们的反应能力,在吃早餐或者是没有吃早餐时的区别。长时间的研究表明,吃早餐的孩子和没吃早餐的孩子回答问题的正确率差距很大,吃早餐孩子的数学成绩要比没有吃早餐的孩子强得多。而且,国外的研究也表明,无论是耐力还是创造力,都是吃早餐的孩子比较强。

(2)影响身体发育。儿童青少年时期是生长发育的重要阶段,良好的饮食习惯对其身体健康起着至关重要的作用。青少年吃不吃早餐会直接影响青少年一整天对能量和营养素的摄入,要是长时间不吃早餐,一定会影响到营养和生长发育。由此我们可以判定,早餐对于我们的生活是非常重要的,有必要养成良好的饮食习惯。

根据科学的搭配,蛋白质、维生素、矿物质等这些含量,应该达到每天所吃的食物的30%左右。而脂肪的摄入不能超过所吃食物总量的1/3,而且饱和脂肪不能超过膳食的10%。

总之,一顿好的早餐应均衡,满足以下几方面的营养要求:碳水化合物(谷物类)、蛋白质(牛奶及其制品,豆制品,鱼、虾、肉类等动物食品)、维生素(新鲜蔬菜和水果)等。因此,早餐食物应多样化,不能光吃面包、馒头等碳水化合物食物,还应吃鸡蛋、豆奶或牛奶等富含蛋白质的食物。主食量为50~100克。还要注意补充水分,以利消化。

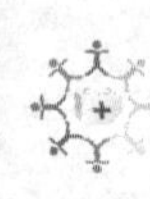

第二章

培养健康的个人行为习惯——行为健康学

每个人的生活习惯很大程度上都是在青少年时期养成的,而且它直接作用于我们的一生,是我们以后生活的重要保障。所以说,在青少年时期养成良好的生活习惯是非常重要的。但现在的青少年在生活习惯方面存在着很多的问题。

我们的生活环境时刻发生着变化,但是,学校和家长却没有因此而更加重视青少年的身心变化。随着生活节奏的加快,家长的工作很繁忙,能和孩子交流的时间变得少之又少,甚至忽略了对孩子日常生活和心理变化的了解。所以很多的专家认为,我们应该让社会、家长和学校一起努力,帮助孩子培养良好的生活习惯和健康的心理。

1. 体育锻炼:抓住孩子运动的好时机

青少年时期坚持科学地锻炼身体,不仅仅是对身体有着重要的作用,对我们一生的健康也有深远的影响。在青少年时期,骨骼、肌肉都在快速成长,在这阶段科学的体育锻炼能加速血液循环,让骨骼的血液得到充足的供给。这样能加速骨骼生长、坚固骨骼,让身体更快更好的生长和发育。在青春期,我们的内脏器官也在快速地生长着。科学的锻炼会使成年后的心脏功能有一个比较好的状况。青少年经常锻炼身体,无论对身体健康及体力发展方面都有重要作用,具体表现在以下几个方面:

(1)体育锻炼可促进心脏肌肉的发育,从而使心脏收缩力增强,每次心脏搏出血量增加,安静时心跳则慢。一个合格的运动员,在安静的时候的心跳是每分钟五六十次,比我们一般人的心跳是要少的。而普通人正常时每次血液搏出量是60到80毫升。每次博出的出血量决定着我们的运动机能,如果博出的血量足够身体运动所需要,那么我们在运动时就不会发生心慌等状况。

(2)体育锻炼还可促进胃肠蠕动,促进消化腺分泌消化液,促进食欲,加速体内废物排泄,使青少年身体发育良好。

(3)体育运动可增加肺活量,其肺通气量可由安静时每分钟8升增加到15~20升,氧的利用率提高5~10倍。所以,不经常参加体育运动的人,只要一活动就会气喘吁吁,甚至胸闷难受,经常参加体育运动的人只要稍增加呼吸次数就能满足对氧气的需要。

此外,运动心理学研究证明,如果我们进行有针对性的锻炼的话,就能对性格培养也有好的效果。有些孩子不喜欢和别人交往,不喜欢和同伴玩耍,那我们应该鼓励他和别的孩子进行体育锻炼,比如参加足球、排球等运动。一来增强体魄,二来能让他们有更多与他人交流的机会,这样就能让孩子性格变得更加乐观、外向。另外,锻炼也会对人的身体产生微妙的影响,可以让肾上腺素大量分泌,这样就能让孩子更加兴奋,从而变得大胆。

有的孩子胆小,做事怕风险,容易脸红,应多参加游泳、拳击、摔跤、跳马等活动。从事这些运动的运动员,他们须克服种种困难。而让孩子从事这些运动,在运动中他们要克服各种困难,这样他们自然而然就会变得胆大起来。

有些孩子做事比较犹豫，我们就可以让他们从事一些需要快速判断的运动,比如乒乓球、足球、网球、打靶等。这些运动可以让他们快速的思考,知道犹豫的坏处。在运动的时候他们会理解,机会是稍纵即逝的,必须要果断的判断,才能成功。

有些孩子的性情是比较急躁冲动的，我们应该让他适当地参加一些需要全面思考的运动,如象棋、桥牌、太极等。棋类运动不但利于孩子智力的开发，更有利于对孩子耐性的培养,学会对自己情绪的掌控能力、忍耐力等。

有些孩子信心不足,总是缺乏信心,时间长了就会变得懦弱，做事畏首畏尾。我们可以让他做一些较为容易的运动,但是这类运动需要长期的坚持才能有效果,比如慢跑、拳击等。在长时间的努力中,孩子一点一点地坚持着,一点一点地获得成功,这样不但能使孩子增加耐力,还能让孩子的信心更坚定。对于一些好胜心强的孩子,我们可以让他们学习一些难度较大的运动项目,如象棋,这样可以让他们知道自己和别人的差距,从而客观地衡量自己。

父母:了解体育锻炼的目的和原则

积极锻炼身体，是孩子科学、文明生活的重要组成部分。一些父母往往认为,只要孩子学习成绩好就可以了,对体育锻炼的重要性认识不够。父母的这种教育观点是错误的。孩子进行体育锻炼,可增强体力,提高速度,增长耐力、灵敏度和柔韧性，有助于孩子的身心健康。体育锻炼不仅对孩子的身体有益，而且能让孩子脑力充沛，提高学习效率。

要培养孩子的体育锻炼意识，父母首先要明白体育锻炼的目的和原则。

(1) 体育锻炼的目的

提高力量素质。力量素质是我们进行各种活动的最基本素质。中学生时期，正是提高力量素质的最佳时期。因此，在这一时期，应多采用伸展肢体、弹跳以及中小体力负荷量的锻炼。到16~17岁时，体力负荷量可加大到与成年人相当的程度，进行中等程度的负荷锻炼。要提醒父母的是，在青春发育后期，男女性别差异明显，女生肌肉力量小，因此在鼓励孩子锻炼的同时，也要注意体育锻炼的负荷不能过大，并且要注意发展肩部、背部、腹部肌肉以及骨盆韧带肌肉的力量。

提高速度素质。速度素质是指在最短时间内完成一定的活动量。它又包括反应速度、动作速度、位移速度。中学生时期，大脑皮质兴奋性和神经的灵活性高，反应快，是提高速度素质的良好时期。因此，在13岁以前应多参加乒乓球、游泳、短跑等动作频度高、反应速度快的体育锻炼。在13~14岁以后，可适当安排长跑、游泳和排球、篮球、足球等运动以提高速度素质。由于青少年体内血红蛋白相对成年人来说还比较低，心肺功能较弱，因此不宜进行长时间的紧张锻炼。

提高耐力素质。耐力素质是指人体长时间进行中等强度肌肉活动的能力。很多体育锻炼项目，如长跑、游泳、自行车、篮球、足球等，都需要耐力素质作为基础。耐力素质的自然增长过程比较长。女生到20岁左右才达到高峰,男生就更晚一些。坚持锻炼,在20岁以后仍能提高耐力素质。由于青少年呼吸系统、循环系统的功能尚未发育成熟,不宜进行大运动量的体育锻炼。

提高灵敏度和柔韧性。灵敏度是指在特定条件下完成规定的复杂动作的能力,这一素质在13~14岁发展最快,到15~16岁时达到高峰。柔韧性是指扩大关节运动幅度的能力。青少年的骨骼含有较多的有机化合物,可塑性强,关节韧带的柔韧性好,伸展度好。只要有效地加强体育锻炼,发展潜力很大。

(2) 体育锻炼的原则

全面发展原则。身体运动素质包括力量、速度、耐力、灵敏、柔韧等方面的素质,这几个方面都必须得到发展。如果片面强调发展某一素质,可能引起身体运动素质的失调,甚至造成身体某些部位的畸形。

循序渐进原则。由于青少年正处于生长发育的重要时期,身体各个器官、系统的功能还没发育完全,不能承受大负荷的运动量,尤其不能一次性进行大负荷运动。因此,只有按步骤有计划地增加运动量,才能正确提高运动能力,而不至于对身体产生不良影响。

经常性原则。坚持经常进行体育锻炼,身体会保持在一个良好的状态,有利于学习和生活。如果不能坚持经常锻炼,就不能有效地提高自己的身体素质。

孩子:重视体育锻炼前后的活动

在进行体育锻炼之前,最好先做好充分的准备活动。对于进行体育运动的人来说，这是非常重要的。一些孩子认为，进行体育运动本身就是锻炼，至于准备活动，根本不需要做；还有孩子觉得，准备活动还是应该做的，但是为什么做、怎样做却说不清楚。这些想法就直接导致对于准备活动一点也不重视，这就会使我们的运动达不到理想的效果，而且还可能会造成一些不必要的运动损伤。准备活动的作用，主要有以下几个方面：

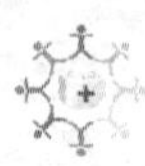

(1)做一些准备活动，可以提高自己的肌肉温度，让肌肉组织的粘连性变得没那么高，这样就能预防运动损伤的发生。肌肉温度的升高能增加肌肉的弹性，让肌肉在进行激烈伸缩的过程中不会受损。

(2)改善内脏的运动功能水平，让自己的身体适应运动。运动可以让内脏器官功能达到一个较高的水平，不但能适应运动反应，而且能提高内脏的机能。

(3)调节好自己的心理状态，让自己的神经系统变得比较兴奋。良好的心理状态能让运动中枢神经促使大脑皮层处于兴奋的状态，能让我们更好地进行体育锻炼。

青少年在体育锻炼之前，只要进行一般的准备运动就可以了，主要是为了让自己的肌肉预热，可以做一些踢腿、慢跑等运动。时间不要过长，否则会消耗我们的力量，十分钟左右就可以了，而且不要进行比较激烈的运动。剧烈运动后，神经需要一段时间才能恢复到安静的状态。所以说在进行完激烈的运动以后，我们最好不要立即停止运动，应再进行一些缓慢的运动，让自己的身体逐渐安静下来，回到起初的生理状态，否则容易出现大脑缺血、休克等病症。

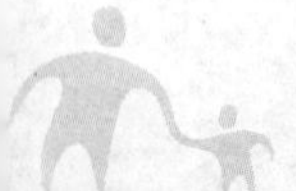

2. 健康睡眠：养成良好的睡眠习惯

俗话说："吃得好不如睡得好！"充足的睡眠对于成长中的孩子十分重要，既有助于孩子的脑发育，又有助于孩子记忆力的增强，并且可以防止孩子未臻于完善的脑皮层神经细胞因过度的兴奋而造成的大脑疲劳，益于脑功能的恢复。据生理学家证实：婴幼儿的生长速度在睡眠状态下是清醒状态时的3倍。

如果孩子睡眠不足，经常就会表现出焦躁、体重减轻等状况。同时，自身的营养吸收能力也会下降，长时间在这样的一个状态下还会影响孩子的心理状态。

与成年人相比较，孩子的睡眠时间要更长。尤其是婴幼儿，每天大部分时间都在睡觉。对于新生儿来说，视觉和听觉都生长不完全，对于外界的刺激反应比较敏感。而且孩子容易产生疲劳，因此，良好的睡眠对孩子的生长和发育都是特别好的。此外，睡眠时分泌的生长激素正是使婴幼儿得以发育、各功能得以完善的重要因素，在婴幼儿期乃至整个儿童期，睡眠充足对其生长发育有很大的好处。

一般来说，刚出生的孩子，最好每天睡眠的时间能达到20个小时。4个月的孩子每天睡15~16个小时比较合适；到了1岁，睡眠要达到14个小时左右；1~3岁的孩子每天要保证12~14个小时；3~5岁每天要保证11~13个小时的睡眠；5~13岁每天要保证有9~11个小时的睡眠。

值得注意的是，每个孩子自身的生理和发育的要求决定其睡眠时期的长短，特别在婴儿时期更是如此，所以不能人为地打乱孩子的睡眠规律。例如,有的妈妈经常会根据自己的需要,强行将婴儿叫醒,或者强迫婴儿睡觉,这些都是错误的,应该根据婴儿自身的情况来定。精力比较旺盛的婴儿,可以多玩一会,喜欢睡觉的婴儿可以多睡一会,只要婴儿睡眠的时间不是过长或者过短,都是正常的。

每个孩子有个体差异,不可硬性规定孩子的睡觉时间。判断孩子是否睡眠充足的标准是:清晨自动醒来,有良好的精神状态;白天精力充沛,好动而活泼;食欲良好;体重、身长按正常的生长速率增长。

对于成长中的孩子来说，充足的睡眠至少有以下几个好处:

(1)充足的睡眠可以加速孩子大脑发育,睡眠是生物的一种本能状态,状态表现为:浑身的肌肉松弛开来,心跳、呼吸、新陈代谢都变得缓慢,对外界刺激的反应也降低了。这都有利于身体各个器官的恢复，对孩子身体各个方面的发育都非常好。

孩子的身体和大脑在发育还不成熟时,精力有限,身体和大脑都非常容易疲劳。如果不能保证身体和大脑得到足够休息,身体的发育就会受到影响;同时大脑对外界刺激的反应也会降低,也会影响大脑发育。而睡眠使身体处于放松状态，体内储存了大量能量，而体内血液的供应也比较充足,大脑也能得到充分的血液和氧。这样,身体和大脑的疲劳就会消失。

在深度睡眠的时候能激活神经细胞，提高大脑神经功能,血管扩张、血流量增加,这都有利于大脑的新陈代谢,由此来促进大脑的发育。要是孩子的睡眠不充足的话,孩子的

大脑功能就会减弱，这就会影响到孩子的智力和记忆力。因此，充足的睡眠是消除孩子身体和大脑疲劳的最好的方式，也是大脑发育的加速器。

(2)充足的睡眠促进孩子的生长发育。孩子的身高和遗传、营养、体育锻炼等情况都有很大关系。生长激素含量越多，个子长得就越高。自然，身体的生长激素越少，身高就越矮。生长激素的分泌是有自己的规律的，只有在人睡着以后我们的身体才能分泌出生长激素。在深度睡眠以后一个小时左右就进入了分泌的最高阶段，一般是晚上十点到凌晨一点左右，这个阶段的分泌期是最高峰。因此，我们应该让孩子在晚上十点左右入睡，这样对孩子的生长是非常好的。可见，保证充足的睡眠是孩子长高的一剂良药。

(3)充足的睡眠可提高孩子的免疫力。每当我们进入睡眠的时候，我们的身体代谢物就会减少，会大量分泌对自己身体有益的物质。这种物质可以增强自身的免疫力，对我们的神经系统进行调节，由此让孩子的免疫力提高。很多孩子情绪不稳定，不喜欢运动，经常疲惫，而且容易患上鼻炎和气管炎，这些都是因为孩子的睡眠不足。充足的睡眠能提高免疫力，并使内分泌系统运转良好。

父母：保证孩子的睡眠质量

充实的睡眠对于孩子的生长发育是非常重要的。根据研究，一个正常的高中生，每天的睡眠时间应不低于8个小时，年龄越小，所需要的睡眠时间就越多。一个初中生最起码要保证自己每天有10个小时左右的睡眠。我们绝对不能忽视了孩子的睡眠问题，如果孩子的睡眠没有保障，那孩子的生长发育就没有保障,自然孩子的学习也就没有保障。

要保证孩子的睡眠时间和睡眠质量，促进孩子的成长和学习,父母应该从以下几点做起。

(1)安排有规律的作息时间。为了孩子的健康和学习,我们应该为孩子做好一份科学的作息时间表，让孩子有一个科学的作息时间。特别要注意的是,孩子在寒暑假时期生活节奏比较紊乱，所以我们应该在日常生活中就让孩子们有一个良好的生活习惯。这样孩子在假期也能保持健康有规律的生活。

另外,长时间保持规律的运动量,可以增加孩子的睡眠质量。但是要切记,不能在睡觉前进行运动,这样会让我们的大脑处于一个兴奋状态,影响睡眠。

(2)平和孩子心态,提高睡眠质量。睡前放一些轻柔、舒缓的音乐或故事磁带,有助于孩子尽快入睡。对于年龄较小的孩子来说，晚上睡觉前，可为孩子唱些曲调优美的催眠曲,讲些轻松有趣的故事,这些都可让孩子们怀着愉悦的心情,安安稳稳地进入甜美梦乡。

需要注意的是，晚上不要给孩子喝咖啡、茶之类的饮料,可以喝杯温牛奶;睡前让孩子用热水泡脚等,这些好习惯也有益于睡眠。

要是孩子出现梦游或者夜惊这样的状况时，不要把孩子叫醒,要是叫醒孩子可能会产生睡眠障碍等。这样的情形一般都是比较有规律的,家长可以记录下孩子的规律,在每次发作的时候,提前10分钟叫醒孩子,这样就可以避免类似情况的发生。

(3)创造安静的环境,促进孩子睡眠。好的睡眠环境是保证孩子好睡眠的前提。孩子卧室的温度要适中，保持在20~24℃左右，太低或者是太高，孩子都会因不舒服而不能很快进入沉睡。随时通风，保持环境安静，这样可使孩子对睡眠产生好感、安全感。

在白天需要休息的时候，可以使用比较厚的窗帘遮挡住阳光，晚上睡觉的时候要关灯，这样就能避免被光线刺激到。对于床也要做合适地选择，不能太软，这样会影响孩子的骨骼发育；也不能太硬，这样会睡得很不舒服，影响孩子睡眠。

(4)减轻孩子负担，释放心理压力。巨大的学习压力很容易让孩子产生焦虑，从而影响睡眠质量。家长对孩子的期望值过高，会造成孩子压力过大。要是真的为孩子好，就帮孩子分担一些压力，不要总觉得给孩子任务就是为孩子着想。时间长了，孩子无论是心理还是生理可能会发育不正常，对孩子的未来产生不好的影响。

孩子：养成良好的睡眠习惯

良好的睡眠，可使你第二天精力充沛，故必须养成以下良好的睡眠习惯：

(1)早睡早起，切记不要睡懒觉。

(2)室内的光线、温度、适度，这些都要适宜。

(3)睡前不要喝咖啡等对神经有刺激性的饮料。

(4)睡前不要看会对自己的大脑有刺激性的东西。

(5)睡前最好用温水泡脚。

(6)睡姿要正确，一般要保持侧卧。

(7)睡觉时不要蒙头。

(8)内衣不要穿得过紧。

3. 举止优雅:塑造优美的体态

在课堂上,经常能发现有的孩子在听课的时候,要么岔着腿,要么弓着腰,再不就是一边倒。这样的人在家里常被大人说成“坐没坐相,站没站相”。这样的孩子长到18岁,即便他想做一个淑女或者绅士,也很困难了。因为身体的线条已经在那些不好的姿势中养成了,冰冻三尺非一日之寒,更何况骨骼成形之后就很难再改变。因此,青少年应该努力让自己坐得端庄大方,站得亭亭玉立、玉树临风!

体态美的基本要素是端正而挺拔, 拥有优美的体态不仅是青少年外在美的基础,也体现了青少年内在的素养。尤其对少女来说,身体的曲线和质感是最为动人心魄的美,要想获得这种形态美,要从以下人体的几种基本姿态做起。

(1)优美的站姿。要注意重心的分布,要把重心均匀地分布在双脚。要把胸挺起来,然后收紧腹部,腰杆也要挺直。下面两种方法可以帮助你训练良好的站姿。

①身体贴墙站好,让自己的头、肩、腰、臀部、脚跟紧紧地贴在墙上。

②把书本放到头上,努力在行走时使书本不掉下来,下巴收敛,上身挺直。

(2)优美的行走。行走的方式是脚尖指向正前方,脚后跟先着地,然后紧接着是脚掌着地,双臂要自然摆动,行走的节奏也要保持自然,让人觉得轻快矫健。

(3)优美的坐姿。要想坐得好看,切忌懒洋洋地把自己的身体左右扭动或倚靠,这样会让别人觉得不舒服。如果是

坐在沙发上,身体也不能全部靠在沙发背上,否则容易给人留下没有精神的印象。

优美的坐姿应该让人觉得安详舒适,端正稳重。正确的坐姿是上半身挺直,两肩放松,下巴向内收,脖子挺直,胸部挺起,双膝并拢,双手自然地放于双膝或椅子扶手上;谈话时可以侧坐,此时上体与腿同时转向一侧,要把双膝靠拢,脚跟靠紧。

坐着的时候,对双腿的摆放是很有讲究的,尤其是对女孩而言。切忌双腿张开或左右摇摆不定,应该将两腿合并斜放。当然,如果你的腿比较修长的话,你也可以将它们交叉起来,或是将小腿稍微倾斜着并排在一起,也可以将靠内侧的脚背斜倚在外侧的足跟上。当然,对于那些腿形并不太理想的女孩子来说,也有好的方法可以藏拙。你可以把一只脚放在另一只脚的背后,而且这样也不容易感到疲惫。坐着的时候切忌弓腰驼背, 因为这样的坐姿不仅会损害到你的健康,而且会让你的端庄感顷刻消失。

而男孩子的得体坐姿,基本上和女孩子是相似的,只是双腿并不要求完全闭拢,稍微有一些缝隙是可以的,完全闭拢就会显得男孩子不够大气。

要使坐姿优美,应注意下列几点:

①当自己入座的时候, 要微微转身, 右脚向后面撤半步,然后再慢慢地坐下,把右脚和左脚并齐。

②对女孩而言,不管什么样子的坐姿,都不能把两腿分开,不要让双脚成八字形。

③坐下的时候不要让双脚的脚尖向内、脚跟向外。

④两腿交叠而坐时,悬空的脚尖应向下,切忌脚尖朝

天和上下抖动。

⑤在和人说话的时候,不要用手支下巴。

⑥坐下后,不要东张西望,盼东盼西。

⑦双手交叉放在大腿上，轻盈地搭在椅子的扶柄上方,手心向下。

除了要掌握这些基本的方法外,还要按照座位的高低,调整自己的坐姿。

座位处在较低位置的情况下,慢慢地坐下,臀部距离椅子的后背靠近两厘米左右,背部要靠近椅子的椅背。要是穿着高跟鞋的话,座位相对较低,这样膝盖一般就会高出自己的腰部,此时双腿并拢,让膝盖紧紧并拢。

座位处在较高位置的时候，要让自己的上身尽量保持挺直,这个时候可以翘起大腿。将左脚向右边倾,右边的大腿轻轻地放在左侧的大腿上,脚尖向着地面,不可以把脚尖朝向天。

罗马不是一日建成的，优美的身材也不是一天就可以塑造出来的。我们日常生活中的每一个细节,都可以成为锻炼形体的机会。只要我们在这些日常行为中留心,尽量保持体态标准自然，不用去健身房一样可以塑造出线条迷人的形体来。

父母:保护孩子的脊椎健康

脊椎病是老人常患的病，很多人也认为这是老年人才会得的病。现在孩子的脊柱也在受到疾病的危害。孩子的脊柱是比较有韧性的,往往患病以后也不容易发现,直到病情恶化才发现。一般到15岁的时候才会出现明显的病症,在25

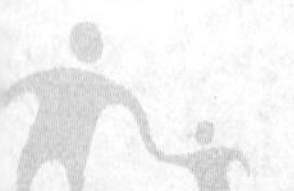

岁的时候就会变成慢性病。由此可见,我们的孩子在小时候就应该注意到他们的脊柱健康。

家长都希望孩子能有一个好的未来，于是大家把越来越重的负担压在孩子身上,时间长了,孩子脆弱的脊柱就可能会得病。

人的脊柱是用来支撑自己整个身体的，在人的日常行动中起着非常重要作用,只有脊柱健康,才能保证人体行动的自如。

孩子脊椎有病的话，一般都是因为家长逼迫孩子长时间做一件事情导致的,比如让孩子长时间地练字、画画、读书等。很多家长会选择让孩子在每日繁重的日常学业之余,继续参加各种课外辅导班,从而导致孩子的脊柱出现问题。父母应该对孩子的脊椎健康有足够的重视。有时孩子会说头痛、脖子痛、头晕等病症,这很可能就是脊柱病。首先要去照X光片,确认是不是患上了脊柱病。如果确实是患病了的话,就一定要去医院接受科学的治疗。患病的原因一般就是长时间地从事某一事务，没有能让脊椎得到充足休息而引起的。

孩子:端正姿态

正确的体态,不单关系到我们的形体,更会影响到我们的身体发育。所以,一定要端正自己的体态,让自己有正确的坐姿和站姿。我们平时就要时刻注意端正自己的体态,保证自己身体的良好发育。即孩子应注意以下几个方面:

(1)走路的时候,要挺胸、平视、收腹,走路时双腿分开的距离不要过大,双臂自然摆动。走路的时候不要低头,也不要驼背。因为一些原因,很多人走路时形成了“内八字”或“外八字”,我们最好纠正这些走路的错误习惯。

(2)站立的时候,要挺着腰,上半身挺直。

(3)落座的时候,自己的身体也要尽量坐直,身体和桌面保持垂直,不要让自己弯腰驼背。如果坐的时间过长的话,可以换一个姿势,不要用手托着下巴。

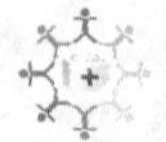

4. 慎养动物:与宠物保持一定距离

孩子天性喜欢动物,有研究表明,孩子与动物相接触会产生一些积极效应,因为孩子能从动物身上获得许多从他人身上得不到的情感,有助于培养孩子的爱心和责任感。

对于孩子,宠物往往是一个虽然不会说话,但是能陪孩子玩耍的伙伴。通过饲养宠物,也会让孩子更有爱心,在照顾好宠物的同时也学会了照顾他人。有很多孤僻的孩子因为饲养宠物而变得开朗。

虽然孩子养宠物有很多好处,但应该注意的是,由于孩子年龄尚小,不懂得保护自己,正所谓“初生牛犊不怕虎”,因此,在孩子与动物交往时,往往容易被动物伤害。此外,宠物身上也往往带有很多细菌或病毒,孩子养宠物时有可能会惹病上身。

现在的宠物市场五花八门,孩子的兴趣也各不相同,不同类型的宠物,有各自的危险和病毒。为了能让家长和孩子对养宠物的知识有所了解,现把几种常见的宠物进行一番分析(如下表):

常见宠物的危险

宠物	危险因素	注意事项
乌龟	乌龟体内容易携带沙门氏病菌，孩子一旦接触就可能感染，症状表现为高烧、腹泻。	触摸乌龟后要洗手。如果不小心被龟爪划伤，必须打狂犬疫苗。
鱼	目前已经发现很多人鱼共患的疾病，包括裂头绦虫病、肝吸虫、肺吸虫、肠炎弧菌、霍乱弧菌等。其中严重的还会危及孩子的生命。另外，很多宠物鱼一旦离开原来的水质，很容易烂眼、翻毛，因此，它们身上存在的病菌会传染给人类。	如果孩子的皮肤有伤口，就不要去清洁鱼缸和接触宠物鱼。
狗	除了狂犬病外，钩端旋体病、布鲁氏菌病、结核病、弓浆虫病、旋毛虫病、绦虫病、华支睾吸虫病、卡氏肺孢子等均能由狗传染给孩子。	应保持狗的清洁。孩子一旦被狗咬伤，应立即注射狂犬疫苗。咬人的狗应隔离起来进行检疫，隔离时间至少10天。
猫	是某些主要的动物传染病的传染源。	与猫嬉戏时不要被猫抓伤，一旦被抓或被咬，要立即注射狂犬疫苗。注意猫的清洁卫生，必须定期为它们做血清检查。不要与猫有太亲密的接触，如亲嘴等。与小猫玩耍后，务必洗净双手后方可进食。
蜥蜴	传染皮肤病和呼吸道疾病的概率很高，且具有较强的攻击性。	不要让蜥蜴频繁接触地面，因为蜥蜴在爬行时体表会沾染很多病菌，更会在它们接触到的每样东西上都留下病菌，从而导致皮肤病和呼吸道疾病。

养宠物，除了要关注孩子的身体健康，还要关注孩子心理的变化。一般来说，小动物的寿命大都是短暂的，死亡无法避免。孩子在宠物身上投入了很大的情感，一旦宠物死了，孩子就会感到很难过，可能很久都不会再养宠物了。

在生活中，人往往只有经历过痛苦才会成长，我们必须要让孩子在失去中慢慢成长起来。有些国外的家长会对孩子说："任何事物的去世都是一种轮回，每个东西都会从这个世界上消失，但是它会用另一种方式转化为别的生命。"以此让孩子学会正视生命。

作为家长，一定不要随意地把死去的动物扔掉，一定要让孩子知道生命的重要，最好把动物埋葬了。

有些父母非常爱小动物，这无可非议。但是，父母在爱动物同时不要让孩子和宠物产生竞争心理，不要让孩子觉得爸爸妈妈太喜欢那个动物，而不爱自己了，不要让孩子有受冷落的感觉。

父母：避免孩子被宠物伤害

有幼儿的家庭最好不要养宠物，因为宠物身上的皮毛容易引起孩子过敏。如果一定要养宠物，也不能让孩子与宠物有过于亲密的接触。有些孩子喜欢和宠物抱在一起，互相亲吻，弄得满脸口水；有些孩子喜欢和宠物睡在一起。这些都是非常危险的，很多疾病都是通过密切接触传播的。

如果家中有宠物，为避免孩子被宠物伤害，家长除了不让孩子与宠物有过分亲密的接触外，还要做到以下几点：

(1)在带宠物回家之前，先要到宠物医院给宠物检查身体，并注射各类疫苗。在确保没有发现螨虫和寄生虫后，才

能把宠物带回家。

(2)对宠物进行一些训练,例如卫生习惯等。在家庭医药箱里放上纱布、碘酒、酒精等处理伤口时要用的药物,以备不测。

(3)如果孩子患有某些疾病,如天生免疫能力弱、神经性皮炎、过敏等疾病,就一定不要养宠物。

(4)没有父母监护,绝对不要让孩子直接用手喂宠物食物,不要在动物吃东西或者是在动物睡觉的时候骚扰它们。

(5)将鱼缸、鸟笼、松鼠笼等放置于孩子够不着的地方。

(6)宠物接触过的东西要消毒,还要妥善保管,不要让孩子用手直接触摸到。动物的排泄物也要处理干净。

(7)注意保持宠物身体洁净,要多给动物洗澡,并且要定时给动物修理爪子、打疫苗等。宠物居住的小窝也要勤加清理,以免滋生细菌或寄生虫,殃及孩子。要把动物居住的环境及时处理干净,免得被孩子触碰到。

(8)保持屋里湿度平衡,空气流通。每天至少开窗通风2小时。

(9)一定不要让孩子和动物做过于亲密的接触,尤其是孩子有伤口的时候,不要让动物舔舐孩子的伤口,免得孩子被感染。

(10)定时带宠物到正规的医院打疫苗。如果宠物患病也要及时带到宠物医院,让宠物得以及时治疗,这样也能免去孩子被传染的可能性。

万一孩子被宠物咬伤或抓伤,父母要知道该如何处理。首先要正确清洗伤口,不要包扎伤口,尽量让其暴露。简单处理之后,立即带孩子到医院对伤口做进一步处理,并注射

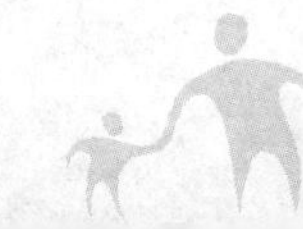

狂犬疫苗。凡被猫、犬咬伤者,或被其他可疑动物咬伤、抓伤者,或皮肤破损处被狂犬病病人唾液沾污,甚至被狂犬病病人咬伤者,均需做预防接种。狂犬疫苗全程注射是5针,即在30天内打5次疫苗,而且是按照0(注射当天)、3、7、14、30天的间隔时间打。如果是严重咬伤,还需要加强注射2~3针。注意在此期间不要让孩子吃辛辣的食品。

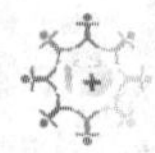

孩子:学会如何与动物相处

为了避免被动物伤害,孩子必须学会如何与动物相处,加强对这方面的训练。在养宠物时,一定要做到以下几点:

(1)不可以让孩子和动物有过近的接触,防止孩子被动物弄伤。有时也许动物只是想跟孩子玩耍,但是孩子很容易被动物的爪子弄伤。

(2) 不要让孩子接触陌生的狗, 不管狗有没有主人牵着。如果被咬伤,一定要及时注射狂犬疫苗。如果动物之间相互在打架,不要让孩子靠近,以免被误伤到。即使是刚出生的小狗,如果孩子的年龄过小,也不可以让孩子接触,以免被小狗抓伤或者咬伤。

(3)不要去触碰正在觅食的动物,也不要去靠近正在睡觉的动物。此时它们的警觉性比较强,反应是比较激烈的,通常会对侵犯它们的人有过激的反应。

(4)如果去草丛或树林中玩时,一定要确保是在蛇没有出没的情况下,尤其是在大雨前后,因为此时是蛇出没频繁的时候。如果家的附近有很多草丛或树丛,可以在夏季把雄黄粉撒在四周以避蛇。

(5)到动物园玩耍时,不要过于靠近动物,不要让孩子伸手去触摸动物,特别是一些凶猛的动物,更不要去喂食动物,除非是在家长的监护下。这些行为都会给孩子带来潜在的危害。

(6) 衣服上或脸上如果留有食物残渣, 要及时清洗干净。家里吃剩下的食物也不要乱扔,因为乱扔食物可能会招来一些意想不到的动物,如老鼠等,以防孩子被咬伤。

(7)如果到水塘、小溪里玩耍,可以在手上、腿上抹一些风油精,以避免被蚂蟥咬伤。

5. 慎看电视:注意看电视的"卫生"

电视已经是孩子生活中不可或缺的一部分, 它给孩子的生活带来了很多有趣的内容。家长经常因为看电视的时间、内容等和孩子发生争执。有些家长把电视作为看孩子的保姆,因为孩子看电视就会安静地坐着,就不会闹, 家长就可以做自己想做的事情。但是这样对孩子的生长发育是非常不利的,经常和孩子因为电视而发生争执,对孩子的内心发育也是很不利的。

7岁的军军和4岁的蕾蕾是兄妹,父母常年在外打工,军军一直住在大伯家, 而蕾蕾则由姨妈带着住在距离大伯家几十里外的铁桥镇。2011年的一天,蕾蕾被一支自制的土火药枪击中身亡,开枪射击的是蕾蕾的亲哥哥军军。

悲剧发生在李子成熟的季节。周末,大伯接蕾蕾回家吃李子,原准备在当天下午送蕾蕾回大姨家,但当天正好是端午节,大伯又将蕾蕾留了下来。中午的时候,大伯在灶房熬制草药,两个孩子在卧室看电视。上午11点左右,军军和蕾蕾还接到了父母从广东东莞打来的电话。挂断电话后,军军和蕾蕾就开始为电视频道争吵起来。争吵中,军军从墙上取下了用来打鸟的火药枪,想吓唬蕾蕾,并将枪口对准蕾蕾的额头……一声枪响后,蕾蕾满脸血污地倒了下去。在被120急救车送往医院的途中,蕾蕾停止了呼吸。

事发后,军军整天呆坐在家里,再也没去学校上过课,原本思维敏捷的他变得有些恍惚了。

两个孩子的悲剧就这样发生了,而起因竟然是为了看电视。

现代家庭中,电视机早已成为家庭生活的必备品。在电视屏幕越来越大、越来越清晰,且电视频道越来越多的同时,电视也给许多望子成龙的家长们带来了恼人的家教问题。当爸爸妈妈坐在电视机前看着喜欢的电视节目时,但坐在一边做作业的孩子开始心不在焉,导致作业错误连连。更有甚者,有的孩子和父母一同痴迷上某个电视剧,一集不看就浑身难受。

虽然说完全不看电视很难做到,但是我们也应该了解长期看电视的种种害处,尽量做到"有度",避免长时间看电视,更不要看电视成瘾。长时间看电视的危害至少有以下几种:

(1)它会损害孩子的视力,时间长了会得"电视眼病"。得病的初期,会出现怕光、角膜充血、流泪等病症。在得病的后期,一般会出现神经疲劳、眼球酸胀、视力减退,还会引发头痛。如果长时间地看电视,视力就有可能会严重受损。

(2)容易引发肥胖症。孩子长时间的不运动,不消耗能量,就非常容易引发肥胖症。特别是青少年,习惯一边吃零食一边看电视,而零食都是含有高热量的食品,长期食用就会引发肥胖。而且长时间看电视还容易引发孩子得癫痫疾病。在英国有3%癫痫患者是因为长期看电视而诱发的。这种病症最低的年龄是20岁以前，因此青少年对此不可掉以轻心。

(3)有可能引发颈部和腰部疾病。当颈部的肌肉长时间地处于高度紧张的状态时,要是坐姿不正确,观看电视的高度也不正确的话,就极易引起颈椎疼痛,酸胀,时间长了,就会患上颈椎病或者其他更严重的疾病。

(4)容易患上心理障碍疾病。看电视的时候经常会十分投入,把自己的情感和电视剧融为一体。随着剧情的变换,人的情绪也会随着剧情的变化而变化,时而兴奋,时而悲伤。时间长了会因为情绪不稳而引发头痛、失眠的症状,甚至患上心血管疾病。长时间地沉醉在电视里,会对生活以外的事情不再关心,性格会变得孤僻、烦躁,睡眠会变得不好。无论是日常生活,还是学习,都会觉得厌烦,也不愿意和同伴玩耍、交流,甚至会模仿电视中的一些行为。孩子的好奇心是比较强的,但是辨别能力和分辨是非的能力比较差,此时就容易接受一些负面的信息。

父母:为孩子安排正确的看电视计划

孩子看电视是每个家长无法回避的事情，禁止孩子看电视既不现实,也不科学。那么,如何才能正确引导孩子看电视呢?

(1)给孩子制订看电视的计划。为了正确引导孩子看电视,家长可以通过每周的电视节目表,提前对孩子可看的电

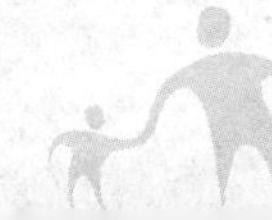

视节目进行筛选。要注意多挑选对孩子有教育意义的节目,将教育和娱乐相结合,而不是一味地迁就孩子的要求。在筛选节目的同时,还要限制孩子看电视的时间。一般来说,将孩子每天看电视的时间限制在一两个小时,是比较合理的。

(2) 用其他方式取代电视的娱乐作用。家长也可以陪孩子看一些健康的电影光盘, 或推荐孩子阅读一些有益于他们身心健康的书籍。作为家长,必须起到榜样作用,要用健康的内容来引导孩子。可以选择用一些健康的书籍或聊天等积极的方式来引导孩子。这样就可以抵消孩子对电视的依赖,防止孩子因为长时间地看电视而损害身心健康。家长自己看电视时,也要选择一些比较健康的内容。要多带孩子去锻炼,多带孩子去读书、旅游和参加户外活动。多培养孩子的兴趣,这样就可以让孩子减少对电视的依赖。

(3)和孩子一起看电视,引导孩子正确看待问题。电视属于一种动态广播。我们没有办法对电视的内容进行控制,但是我们可以和孩子一起看电视,从而控制孩子看的内容,不是用强制的行为来控制,而是进行引导和教育。不让孩子看一些比较暴力、色情的电视内容。家长要加以引导,还要进行解释,详细地说明过度看电视的危害性。

电视作为一种文化传播方式, 正确的引导不但有利于孩子的生长, 而且能促进孩子对世界的感知能力和记忆能力。但是要是不加选择的话,就会产生不良的效果,从而影响孩子的生长发育。要是痴迷电视的话,就会直接影响到孩子以后的心理发育。

孩子:多阅读,少看电视

看电视能让孩子开拓视野,但长时间地看电视的话,会引发孩子许多不好的习惯。和阅读相比较,电视并不利于孩子想象力的拓展。长时间看电视还会让孩子不愿意和家长交流,从而直接影响到孩子以后的心理发育和成长。长时间地看电视,会直接影响孩子的视力,让孩子的视力直接下降。所以说,应该适当减少孩子看电视的时间,让孩子多花些时间来阅读书籍。

6. 经常洗澡:个人卫生不可忽视

卫生是健康的保证,而健康是孩子生活愉快的必要条件。良好的卫生习惯不是抽象的概念,而是表现在一点一滴的生活小事上。

养成讲卫生的习惯,需要理解卫生与健康之间的关系,阅读有关讲卫生的书籍。更重要的是,讲卫生需要从生活中的点点滴滴做起。勤洗澡是讲卫生的最基本要求,我们每个人都必须做到这一点。

一些人没有经常洗澡的习惯,总认为脏一点没关系,不会影响身体健康。其实,洗澡不仅仅是去掉皮肤的污垢,对身体健康也大有益处。我们知道,人体的第一道天然屏障就是皮肤,它能保障人体不受外界的刺激,还能调节自身的体温等作用。人体每天排出的汗水约有1000毫升,身体有将近400多种代谢物,有近一半的代谢物是随着汗液排除的,而汗液就是从皮肤上的几百万个毛孔排出的。人体其实时时刻刻都在排汗,很多时候排出的汗液是比较少的,让人感觉不到。人体的皮脂腺每个星期能分泌出大约200克的半液态油脂,排汗可以散热,分泌油脂能保护皮肤。要是身上的分泌物积累得过多,就会堵塞皮肤的汗腺,导致排汗不畅,从而引起皮肤的痛痒,引发皮肤炎。尤其是在夏天的时候,皮肤容易变脏,如果不注意自身的卫生,就会导致毛孔的堵塞、汗管破裂、细菌入侵,甚至会形成痱毒或疖、痈。

经常洗澡对健康是有益的!洗澡的益处至少有以下几点:

(1)洗澡能清洁身体排出的汗液,调控体温。

(2)洗澡可以让自己的皮肤和肌肉温度变高,从而加速血液的循环,消除疲劳。

(3)洗澡能让肌肉得到放松,从而减少肌肉的僵硬以及疼痛现象的产生。

(4)洗澡可以清除皮肤分泌的油脂,这样就能让自身的毛孔避免被堵塞。每次洗澡,可以清除皮肤上的绝大部分细菌,残留在皮肤上的细菌也会很快死亡。所以我们应该在适当的时候洗澡,去掉一身的油脂,防止被细菌感染。

青少年在洗澡时宜用温水,水温在25~35℃比较合适,不要超过35℃。女生洗澡最好用淋浴。温水洗澡能去除身上的污垢,让毛孔变得通畅。用温度适宜的水清洗肌肤能形成水压,也能形成一种按摩。水中的矿物质有一些比较特殊的作用,能让神经系统兴奋度变低,让皮层的血管扩张,这样能促进皮肤的代谢功能,改善皮肤的肌肉组织的营养成分,降低肌肉的紧张感,有利于我们的睡眠。

如果使用40℃以上的水洗澡的话,会增加心脏的负担,

让汗液大量排除，损耗身体盐分，从而导致虚脱，甚至是晕厥。因此，应该用过热的水清洗。

要尽量少使用碱性大的香皂来洗澡，这样会改善皮肤的酸碱环境。我们应该适当地使用一些酸碱度适当的沐浴液，不但对皮肤的刺激性比较小，而且能较好地清除身上的细菌等物质。如果身上没有过多油脂，就不要用太多的沐浴液，不可以反复地搓洗，不然会损伤肌肤，降低皮肤的抵抗能力，让细菌侵入。需要注意的是，皮肤能保护我们的身体免受外界生物的侵袭，所以，洗澡如果洗得过于干净的话，其实对健康也是非常不利的。

如果身体条件好，青少年也可以锻炼洗冷水浴，水温在20℃以下，可以增强体质，特别对增强神经功能和防治疾病都有良好的作用。但洗冷水浴要慢慢练习，每次时间不宜过长，以防感冒。

父母：注意孩子的洗澡禁忌

经常洗澡的人皮肤和身体的抵抗力都是比较好的，身体也会比较健康。所以，父母应该教育孩子养成常洗澡的好习惯。这样不但有利于身体的健康，更能让我们有个好身体。但是洗澡也有对身体不利的情况，遇到以下几种情况时，最好先不要让孩子洗澡了。

(1)当孩子有发热、呕吐的情况，不可以洗澡。洗澡会让身上的毛细血管扩张，直接导致孩子患上急性脑缺血，或因缺氧而发生虚脱。

(2)退烧后不到48小时以上者，不宜洗澡。因为发热致使身体抵抗力下降，洗澡很容易因再次外感风寒而发热。

(3)若发生烧伤、烫伤、外伤,或有脓疮、荨麻疹、水痘、麻疹等不宜洗澡,因为身体的局部已经有不同程度的破损、炎症和水肿,洗澡会进一步损伤皮肤,从而引起感染。

孩子:预防洗澡时可能出现的不良反应

洗澡能让人放松,是一件十分舒服的事情,不但能消除疲劳,更能增进身体的健康。但是在洗澡的时候有时会出现心慌、头晕、四肢乏力等现象,甚至有些人会在浴室晕倒,我们把这种现象叫做晕塘。这样的人一般有贫血症状,洗澡的时候水蒸气会让皮肤毛细血管扩张, 从而影响身体的血液循环。

出现不良反应时,我们不要过度惊慌,先想办法离开浴室,然后找地方躺下,拿一杯热水,缓缓地喝下,慢慢地就会恢复正常。要是症状比较严重的话,首先让身体放松,让身体平躺下,找东西把腿部慢慢垫高,这样血液会从脚部开始回流。等身体稍稍好转以后,把身体擦干,然后开开窗户,让空气流通,再用凉毛巾慢慢地擦一遍,然后躺下,慢慢等自己恢复。

为了预防洗澡时的不良反应的出现,应做到以下几点:

(1)适当缩短洗澡时间,洗澡之前可以先补充水分,喝一些温水,或者是温糖水。

(2)锻炼身体,增强体质,让身体变得强壮,这样就能让神经机理调节功能更强。

(3)浴室里安装换气扇,让浴室的空气保持流通,这样可以让浴室的空气不过于憋闷。

第三章

让青春期阳光灿烂——成长健康学

人的发育,从胎儿到成人,是一个长达20年左右的漫长过程。进入青春期以后，身体在神经系统的影响下快速生长,于是就出现了人体的第二发育高峰。整个发育阶段,男孩子和女孩子的生长发育在一个阶段，却有着不同的生长发育时间,相互之间的生长速度也是不相同的,是有早晚快慢之分的。青春期除了生殖器在发育,身体其他的部位也发生着巨大的生理变化。

青春时期是人生中最美好的光阴，此时的精力是最为充沛的,理解力和对事物的认知力也是最强的,所以,这个时期也是学习的最佳时期。伴随着青春期的到来,身体各个部位的发育也渐渐地开始，所以在这个时期我们就应该好好保护自己的身体。应该保持身体的卫生,掌握保健知识,要对我们的身体有一个理智客观的认识，这样才能让我们健康快乐地度过青春期。

1. 少女初潮:月经的来临

女孩进入青春期最为明显的标准就是初潮。对于首次面对月经的少女而言，无论是心理上还是生理上都会产生很大的变化。一般心理上会觉得紧张和羞涩,而生理上会出现月经所伴随的生理反应,如腹胀、腹痛、乏力、疲劳、颜面水肿等。

面对自己生理上突来的变化，女孩常常心理上没有能及时地适应,很多女孩就对此变化产生恐惧,认为月经是个可怕的东西,甚至以为自己是得了病,非常害怕。有些女孩还不好意思对家长诉说,自己也不懂相应的护理知识,往往就会采取很多不正确的处理方式，甚至是对自己的身体产生不良后果的行为。因此当遇到类似生理变化的时候,应该主动向家长诉说，家长和老师都有责任为孩子解答有关青春期的各种问题。

一般来说，初次来潮会对女孩子的心理造成比较大的恐慌,但是当你了解了月经的原理之后,就不会感到焦虑了。

养育后代是所有生物包括人在内的基本特征，人类新生命是通过精子和卵子的结合并发育成新个体的方式产生的。但是人体产生精子和卵子的能力不是一出生就有的,就像杏树和桃树要经过几年的生长，等到根茎叶发育完全之后才能开花结果一样,人也要到一定年龄才能发育成熟。

一旦开始发育，卵巢就表现出了它特有的作用——产生并排出卵子。排卵后,女性的子宫内膜会生长变厚,做好迎接受精卵的准备。受精卵通过子宫的孕育后一个新生命就诞生了。胎儿在母亲的体内生长发育需要非常多的氧气和养分,以及多种生命所需要的物质。而这些物质都是通过妈妈的血液自动输送到子宫的。然而子宫没法知道受精卵什么时候会形成,所以每个月它都必须做好准备。故此,子宫壁上就会有大量的血液积存,以便怀孕时供给胎儿。但是

如果没有怀孕的话,这些积存在子宫里的血液就没用了,子宫内膜开始破裂,到28天左右,内膜的碎片开始脱落,跟卵子和血液一起经过阴道,排出体外,于是就有了月经。

这种生理性的循环周期就叫做月经周期,这个周期的长短,取决于卵巢的周期。这个周期是28~30天左右,因人而异，有的人周期是23~45天左右，有的人甚至是两三个月或者半年为一个周期,但是只要有一定规律就是正常的月经。

女性的经血和身体由于创伤而流出的血液不同，它主要是由脱落的子宫内膜、分泌液、血液等物质相互混合而成。来月经的时候是流了很多的血,但事实上并没有看起来那么多。尽管月经的血液有很多种颜色，如深色或者是浅色,但这些颜色都是正常的颜色。经血中有时会有血凝块,这些有的是由经血凝结形成的,有的则是破碎的子宫内膜,女孩不必为血凝块担心。

女孩子在月经期身体的抵抗力下降,比平时更脆弱,稍微不注意就很容易感染,所以一定要注意个人卫生。

发现月经来临时,需要随身准备好卫生巾。在对卫生巾进行选择的时候，我们首先要注意的应该是它的卫生,然后是它的透气性,因此,在选择的时候我们要注意以下几个方面。

(1)根据外形的不同可以分为无翼型、护翼型、立体护围、卫生护垫等,有些还有加长、加宽型。无翼型是普通卫生巾,适合经期白天使用,所以也称为日用型;护翼型可以防止月经过多而引起侧漏，常在夜间使用，所以又称为夜用型；立体护围则在护翼型的基础上加了中间凹槽、立体围边,可以对侧漏起到双重保护,属于加强型;卫生护垫比普通卫生巾短、窄、薄,具有吸水性能,适用于非经期或月经末期使用。

(2) 根据表面材质的不同可以分为干爽网面和棉质网面两种。一般地说,棉质网面对阴部的刺激性较低,且不易引起过敏,但因人而异,所以如果发现有局部湿疹或脓疮应立即改用其他种类或品牌的卫生巾。

(3)根据微生物学特性还可分为普通型、消毒型、抗菌型等。普通型卫生巾虽然没有经过任何消毒处理,但并非质量不好,它是健康女性使用最普遍的一种类型;消毒型卫生巾经过消毒处理,适合手术后、糖尿病患者、使用免疫抑制剂、长期卧床及有妇科疾病的女性使用;抗菌型卫生巾对大肠杆菌、金黄色葡萄球菌等常见病菌有一定的抑制作用,所以也适合于消毒型卫生巾的使用对象使用。

在选择使用卫生巾的时候,不管喜欢哪种类型的卫生巾,都必须选择正规厂家生产的有卫生许可证的产品,并且要仔细查看生产日期、保质期等。卫生巾必须放在通风干燥的地方,以免发潮变质。

在使用卫生巾或护垫的过程中,要经常更换,一般每2~3小时更换1次,以保持外阴皮肤的干爽;若分泌物较多,应及时清洗,擦干后更换卫生巾。一些女性根据月经量来决定是否更换卫生巾,只要不漏就一直使用,这是不对的,这样容易引起皮肤过敏。青春期的女孩子最好不要使用卫生护垫。

有些男生调皮,出于好奇,他们总爱拿女孩子的隐私问题来开玩笑。但是女孩子一定不能因为担心被取笑而忽略卫生问题。每隔两个小时左右就应该替换一次卫生巾,因为在卫生巾中含有丰富的营养物质，这些东西都是细菌所需的营养液,非常有利于细菌的生长。如果我们长时间不更换的话,就会让细菌大量繁殖,从而导致细菌进入体内,引起各种女性疾病。

另外,要经常清洗外阴,而且用温水擦洗,我们最好不要将身体长时间地泡在水中,这样会导致污水进入阴道。清洗外阴也要注意水的清洁度，洗衣服和洗外阴的盆子最好分开。

经期要注意保暖，不要吃雪糕、冰镇水果等生冷的食物,也不要喝冷水。尽量避免淋雨、涉水,不要洗冷水澡,洗衣服时也要用温水。

要注意休息,保证睡眠充足,这样可以增强身体的抵抗力。月经期不能运动的说法存在偏差,适当的轻度运动和劳动,可以让血液循环畅通。但不能进行长时间、高强度的剧烈运动和重体力劳动。经期上体育课时，要向老师说明情况,切不可参加竞赛、游泳等运动项目。否则很可能引起经血过多或经期延长等不良情况。

情绪不稳定容易引起月经不调，所以女孩在月经期间要保持轻松愉快的心情。而且,在月经期间要注意不能吃辛辣、刺激性的食物,养成多喝开水的习惯。做到这些,你就能平平安安地度过月经期了。

父母:教给孩子正确的处理方法

女孩来月经,对父母而言,是一件令人幸福的事,因为这意味着女儿将长成一个大姑娘，她将拥有美好的人生和美妙的未来。在为孩子的成长而喜悦的同时,父母要从下面几个方面给予女儿青春期生理知识的指导和帮助。

(1)大方地向女儿讲授有关青春期生理知识。父母应该大方地向初潮女儿讲授生理知识，纠正孩子对月经不正确的认识,让孩子做好充分的心理准备,让她们明白这些身体反应是身体发育的必然阶段，知道月经是自己必须面对的事情，是必然的经历，没有必要把它当做一个不正常的事情。这个阶段,家长还要让孩子学会应对在月经期间的一些身体反应,如腰酸、乳房胀痛、无力、疲劳等状况。这样孩子就不会因为身体发生的种种状况而产生不良的心理影响,直接影响到孩子的正常生长发育和学习。

(2)使孩子保持良好的情绪。很多女孩子在首次面对月经的时候,经常是非常紧张,情绪激动的,特别容易发脾气。那么我们就要注意孩子的情绪,给孩子解释清楚原因,让孩子知道自己的情况,尽量让孩子在愉快的、轻松的心态下,健康地度过这个阶段。

(3)帮助孩子进行经期护理。父母应为孩子准备优质卫生巾,不能只因为价格而买一些劣质的产品,也不可以使用那些不合格的普通卫生纸。一定要教会孩子区别各类的卫生巾。家长还应该对孩子说清楚一些月经期间所应该注意的事项,家长必须认真指导,让孩子在生理期间避免参加一些剧烈的生理活动。避免在此期间因为疲劳过度而导致自己的抵抗力下降,诱发一些疾病。孩子在月经期间要注意多休息,一定要保证自己的睡眠充足。禁止让孩子在生理期食用一些生冷的食物，不要她们吃有刺激性、辛辣味道的食物。要让孩子的饮食尽量丰富,这样才能保证孩子营养的充足。最好多食用一些好消化的食物，加强孩子的身体免疫力。避免孩子在冷水中洗澡，要让孩子注意保暖，从而安全地度过生理期。

(4)重视初潮后的观察和呵护。当女儿初潮顺利结束，并不意味父母的初潮教育就该结束了，多数的孩子在初次的月经时期都有些不适，心理上和生理上都非常不适应，也不会因为月经的结束而对初潮的心理感觉消失。作为父母来说，必须要进一步的关注和关心，让孩子的紧张情绪得以缓解。因此我们要时刻观察孩子初潮后的生理不适，特别要关注初潮后的腹痛，要多了解孩子的排血量、经期的时间等。要是有什么不正常的生理反应的话，要及时带孩子去医院治疗。经过5次左右的月经，根据孩子的实际情况，要是孩子没有什么特别的反应，那我们的初潮教育就可以告一个段落了。

孩子：以平常心对待身体的变化

由于月经与血有关，所以有些女孩子在月经来临之前会感到十分紧张，甚至有些人希望自己永远都不来月经。其实我们应该从另一个角度来看待问题，月经也许是这个世界上最奇妙的事情，因为当你开始月经的时候，就意味着你能创造新的生命了。因此尽可放心，你不可能因为月经而出血过多死亡的。它就像你的其他生理反应一样，是一件比较自然的事情，它会随着生理周期的结束而消失。女孩子对月经的恐惧可以说是多余的，是因为对于生理期的不了解。

如果你实在觉得自己在某方面有些异常的话，就鼓足勇气大大方方地与妈妈、医生或任何你信任的人谈一谈。困惑消除了之后,你就能很平静坦然地接受自己的成长了。

月经是属于正常生理现象的一种，经期由于子宫内膜脱落加上子宫口微张,容易感染细菌,降低人体免疫力,因此，身体容易患上疾病，要是不注意生理期的卫生情况的话,就很容易引起生殖器感染。每当月经来潮时,身体或多或少有些不适感。如何调整好这一特殊时期的生理状况,对女孩的学习和生活很重要。

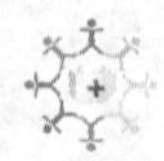

(1)经期不要受寒,保持腹部温暖。寒冷刺激可使子宫和盆腔血管收缩,造成月经不调或闭经。因此,月经期间一定要避免用冷水洗头、洗脚或者洗冷水澡,更不能喝冷水、吃生冷食物等。此外,经期最好不要去游泳,因为容易接触到脏水,从而导致细菌感染,引起妇科疾病。

(2)经期切勿过度疲劳,更不要做剧烈运动。如果在月经期间过度的疲劳,引起经血过量,而导致自己的身体受伤害。但是并不说月经期间就不能活动，而是去做适量的活动,这样可以刺激自身的血液循环,从而减轻下腹坠胀和腰酸背痛。因此,我们应该做一些适量的活动,而不能说完全就不运动。但是，如果学校有一些大型的运动就不要参加了,免得影响身体的正常运转。

(3)使用清洁的卫生巾并保持外阴清洁。不洁净的卫生巾也会感染疾病,因此一定要选择消毒效果好、吸水性强、透气性好、正规厂家的产品。在经期的时候最好是保持外阴的清洁,用温水清洗外阴。避免去公共浴池,或者是盆浴。在清洗外阴的时候要注意从前往后洗，以免将肛门的秽物沾到阴部。还要多注意内裤的清洁,多换洗内裤,多在阳光下晒晒,可以杀菌。

(4)经期要保持精神愉快和注意饮食。不少人在月经来潮前1周左右会出现情绪异常,有的急躁、易怒,有的郁郁寡欢,这是由于经期激素变化而引起。因此一定要自觉而主动地调整和稳定自己的情绪,保持心情愉快,可以通过看看电视、听听音乐、散散步等,转移一下由于经期内分泌失调而引起的情绪波动。经期要保证充足的睡眠,必要时可服一些谷维素,症状过分明显的用些镇静剂或抗抑郁药物。

(5)保护嗓音。月经期间,由于内分泌的变化,声带及喉黏膜也呈现充血状态,鼻腔黏膜充血肿胀,容易发生嘶哑,因此少女要特别重视经期的嗓音保护,避免高声谈笑,尽量停止练声,加强营养。

(6)控制水肿。有一些女生在经期的时候每每会出现水肿,水肿的程度也是根绝每个人的情况而不同。手和脚都肿得非常厉害,从而导致生活不便、食欲减退、身体疲乏等症状,一般在月经前的峰值的时候来到,随着月经后的排尿,水肿的情况一般会恢复,全部好转。在月经期间和月经前后要吃一些清淡的食物,或者是利尿的食物,这些可以缓解水肿的情况。

(7)饮食以清淡为主。月经的时候要尽量少吃或者是不吃酸、辣、生冷这些对身体有刺激性的食物,这些食物对此时的身体都是非常不利的。咖啡、可可和浓茶这些东西最好也不要喝。而所吃的副食应主要以清淡为主,多吃一些蔬菜或者水果,保证身体水分的充足,确保月经通畅。

2. 乳房发育:拥有美丽的曲线

女孩进入青春期以后，最明显也是最先发育的就是乳房。在身体雌性激素的刺激下,女孩的乳腺开始慢慢发育。此时的乳房除了有许多细小的乳腺管在不停地发育，同时也在积累脂肪,因此乳房就开始慢慢发育起来,慢慢变得丰满,并且富有弹性,逐渐长成丰满而富有弹性的健康乳房。不过乳房的发育因人而异，乳房的发育情况也是很多女孩的烦恼,比如乳房的大小、对称情况、是不是有发育异常的问题等的问题。

乳房的发育是一个少女进入青春期的标志。刚进入青春期的女孩，由于心理准备不足而无法接受这突如其来的变化,尤其是那些发育早的女孩,会因胸部成为同学注视的目标而备觉尴尬。这时候,家长应该进行及时的教导,帮助孩子正确认识青春期乳房发育，同时给孩子提供一些青春期乳房保健的知识,告诉她这是正常的发育,让女孩在乳房发育时期不要感到困惑或不安。

乳房的发育情况除了受到刺激影响外，还会受到别的影响,比如环境、遗传、营养状况等。乳房的发育,是不会因乳房发育的早晚而影响到以后的发育情况，自然发育早晚也不会影响到乳房的大小和形状的。如果孩子在初潮以后还是没有开始发育,那也许就是身体出现了一些问题了,有必要去医院让医生诊断一下，从而看看是生理上的疾病还是自身营养不足因素引起的。

少女在青春期的时候乳房开始快速的发育，从原本平

坦的状况，慢慢变得丰满起来，成为健康的乳房。有些少女在发育期间，会因为乳房日益的丰满而感到难为情，平常走路都抬头走，有些人还会用紧身衣把胸部紧紧地裹起来，这样的做法是不科学的，对身体是非常有害的。

首先，束胸对身体的影响是非常大的，特别是会影响到呼吸，在运动的时候就会明显感觉到身体的不适。

其次，束胸会严重影响到胸部轮廓的发育，会让胸部的发育变得畸形，会让胸部变得扁扁平平的。这样我们的心肺发育也会受到影响。

再次，束胸对于我们抚育后代也是非常不利的，等养育后代的时候，就会影响到乳汁的分泌。

拥有一个丰满的乳房能完美地衬托出女性的S曲线，所以需要特殊的照顾和护理。选择一个合适的胸罩是一个很好的保护方式。乳房的构成主要是腺体、脂肪、结缔组织。由于没有骨骼和肌肉托起，佩戴胸罩可以支持和衬托乳房，这样不但能防止乳房下垂，还能促进乳房内脂肪积聚，从而让乳房发育得更完美。运动的时候乳房摆动的幅度会比较大，乳腺管会被拉扯，不但会让乳房中的韧带变得松弛，也会导致乳房的血液循环不通畅，这样会影响乳房的发育，还容易得乳房疾病。因此，正确佩戴胸罩能给我们的胸部带来很多的保护，不但能保证身体的健康发育，更能防止乳腺疾病。

当乳房成长到一个什么样的程度就是我们佩戴胸罩的最佳时段呢？我们可以用软尺量从乳房的上底部经过乳头到乳房下底部的距离，上下距离大于16厘米的话，那就可以佩戴胸罩了。女孩正常发育到十六七岁，就可以佩戴胸罩了。在佩戴胸罩之前，最好还是测量好自己乳头和乳房的距离，不然过早地佩戴胸罩也是会影响到身体的正常发育。

穿戴胸罩也应讲究科学性，胸罩的选择一定要松紧适度，不可过松也不可过紧。要是佩戴的胸罩过大，根本就无法起到支托和保护乳房的作用，时间过长就会导致乳房松弛和下垂。要是佩戴胸罩过于紧的话，特别是很多人非常追求形体美，会裹得特别紧，长时间如此，就会让乳房的局部供血不足，乳房会感觉到疼痛。如果有发生这种情况的话，我们可以选择换一个宽松合适的胸罩，要是出现了炎症，就一定要进行一些抗炎的治疗，这样才能让自己的病症得以缓解。

当女孩进入青春期之后，身体会出现各种各样奇妙的变化，胸部的发育是女孩最能直接感觉到的。乳房的变化首先从乳头开始，乳头会慢慢变得突起，乳房先是变得开始有轮廓，然后慢慢会变高，慢慢地隆起，我们运动的时候和做一些激烈行动的时候就会明显感觉到它在晃动。而且在乳房发育的时候会明显感觉到乳房胀痛，这是比较正常的，是生长发育时必须经历的，不是病症。

那么，导致乳房胀痛的原因是什么呢？

进入青春期后，雌激素作用于乳房，乳腺就会增多，从而刺激乳管的发育，使血管增多，增强了毛细血管的渗透性。在这样的过程中，乳房里面开始充满水分，逐渐变得坚挺起来。这时的乳房变得异常敏感，平时就会有紧绷的感觉，如果参加运动或者受到外力压迫时，就会特别疼痛。

这时，会感觉到乳房内部有小小的硬块，这也是正常现象。这些肿块都是良性的，并无大碍。随着乳房逐步发育成熟，雌激素的分泌趋于缓和，乳腺就不再继续增长，乳房就

基本趋于一种稳定的状态,不再特别疼痛了,肿块也会随之慢慢消失。

另外,许多女孩在月经来潮之前乳房肿痛,这也是正常的生理现象。这是由于女孩在月经来临前,体内雌激素分泌达到最多,导致乳腺充水充血所致。等月经来完以后,这种肿痛的现象就会减轻或消失,所以没必要感到惊慌和恐惧。

成熟的女性都以丰满高耸的乳房为荣，而刚刚步入青春期的女孩却会为之烦恼。有些女孩子甚至把日益发育的乳房当成了自己的负担,在乳房发育阶段,为了掩饰自己的发育而弯腰走路。这样容易造成脊柱变形,甚至驼背,是很不正确的做法。

乳房发育是每个女孩都要经历的过程，就像个子会逐渐长高一样,所以,千万不要为此而感到难为情或者烦恼。当你渐渐长大之后，你就会发现乳房发育良好对于你完美身材的塑造是多么重要的一件事情了。

父母:传授知识,注意营养

帮孩子拥有积极美好的青春期生活，家长不仅仅要向孩子传授相应的知识,更应从生活的细节中给予呵护。以下建议有利于帮助你的孩子健康快乐地度过青春发育期。

(1)为孩子选购合适的内衣。当女孩到青春期的时候,也就是12岁左右,身体就开始发生变化。由于发育,各个器官开始凸显出女性所特有的特征,这个时候就可以给孩子选择一件较为合适的内衣了。女孩到了16岁左右,选择一件合适的内衣就非常必要了。有些女孩不喜欢穿内衣,她们觉得那样自然,可以让自己觉得放松。但是其实穿内衣对于女性的乳

房非常有益,而且也是必须佩戴的。简言之,这有以下几个好处:

首先,内衣可以保持乳房的清洁,而且能对乳房起到一定扶托的作用,有利于乳房塑形。

其次,有一件合适的内衣能保护女性的乳房,能让女性在运动和日常行动的时候减少震动带来的伤害。

再次,合适的内衣能让我们一些不良的姿势得以纠正,进而让我们形体更加优美,让我们更加健康美丽。

了解了内衣的好处,接下来就需要掌握挑选内衣的技巧了。在这个方面,妈妈有很多经验,所以应该帮助孩子挑选,或者教给孩子选购内衣的经验。选择内衣时,应该避免内衣过紧和过窄,不然的话乳头会因为长时间的压迫而无法生长开来,会出现回缩。如果出现这样的情况,我们就应当使用拔奶器,帮助乳头生长,让乳头变得突出,这样有于利将来孕育孩子。

(2)保证孩子的营养均衡。均衡的营养对乳房发育很重要,应给孩子提供一些富含维生素E的食物,如卷心菜、花菜、玉米油等。此外,维生素B也是非常有利于激素的合成,在豆类、粗粮牛肉这些食物中含有很多这些成分。在乳房的发育过程中,内分泌有很重要的作用。对于正在发育的女孩,要多吃一些热量较高的食物,比如蛋类、瘦肉、花生、核桃等食物。乳房就会因为吃了高热量食物而变得丰满起来,这是因为脂肪会在乳房下方得以积累,从而起到丰胸效果。

丰满的乳房固然重要,可是不能过度追求身体的曲线,从而进行节食减肥,这样对身体是非常不利的。我们必须摄

入足够的能量和营养,才能让我们的身体更加健康。也只有这样,我们的身体才能变得更加丰满,乳房也会变得更加丰满和富有弹性。

此外,值得家长注意的是:不科学的饮食结构,盲目给孩子增加营养,纵容孩子使用化妆品,孩子长时间接触电视、电影、游戏等,都是导致孩子性早熟的主要原因。如黄鳝大都是养殖者加了激素类药物饲养的,这种激素对孩子发育有很大影响,许多人工饲养的鸡、鸭等也有类似的激素存在,所以儿童应尽量少吃这些肉类,不要让孩子大量食用油炸食品和饮用过多的饮料。据有关资料表明,有的孩子患性早熟就是在短时间内服了较多的口服液或饮料。实验证明人参蜂王浆是会促进性发育、导致性早熟的滋补品,因此专家提醒,千万不要乱给孩子吃这类滋补品。

(3)教孩子学会自我检测,预防各类乳房疾病。对乳房的检测最好的方法就是自我检测,观察乳房的外观,是否对称、乳头的颜色、看看是不是有肿块、皮肤的颜色、有没有溢乳的情况等。最好的方法就是在两次月经之间的时间段进行检测,即最好是在固定的时间段进行检测,这样检测出来的效果会更准确一些。检测的方式有视诊检测法和触诊检测法。

视诊法就是用目测,首先要脱掉内衣,对着镜子观察乳房,看乳房的大小和颜色、乳房是否有凹陷、是不是有不对称的情况、乳头是不是有凹陷。观察完以上几个方面后,把双臂上下摆动几次,看看乳房是否能自然摆动、局部有没有褶皱等。

触诊法是母亲用手直接触碰孩子的乳房,看看是不是

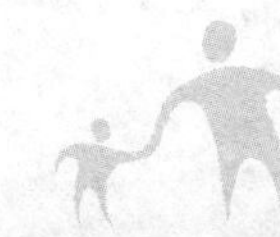

有肿块，看看腋下和锁骨区的淋巴结有没有异常。孩子在洗澡的时候也能自我检查，检查两侧的乳房是否对应，四指并拢，掌面指端自乳房上方开始，按顺时针或逆时针方向移动，完成一圈后，依次移向乳房中心做同样检查，最后到达乳头处。

以上的几个方法都检查完了以后，使用拇指和四指分别置于乳晕两旁，轻轻地挤压乳房，看是不是有乳汁、血性分泌物以及草黄色液体流出。每次的检查都要把肿块的数量、位置、大小进行详细的记录。

孩子：做好乳房的自我保健

一般来讲，女孩子在11~12岁的时候，乳房便开始发育，身高也在这时快速增长。这时候，就需要女孩子从健康的角度对待身体的变化。

花会盛开，树会结果，人体也是这样一个自然而然变化的过程。有些女孩在身体发生变化之初，还认为自己是生了一场奇怪的病，终日忧虑不堪。或者一些女生孩子平常大大咧咧惯了，一下子不能接受自己性别特征的明显变化，觉得自己在男孩子面前抬不起头来，于是连站都站不直了，不知不觉变成了小驼背。其实，这些都是有损形体发育的错误做法。

青春期少女的乳房会发生明显的变化，应学会保护乳房，使其健康发育，具体方法如下：

(1)了解乳房的结构。童年时期，男孩和女孩的胸部是看不出有什么差别的，从外表来看，几乎都是一模一样。但是随着年龄的增长和身体的发育，会慢慢地突显出相互之间的不同。女孩的雌性激素和孕激素慢慢地变化,会随着年龄的增长而升高。自然,乳房也就开始随着身体的发育而慢慢地开始发育。根据相关的一些调查,10岁的时候有五分之一的少女的乳房开始发育,开始变丰满。到14岁的时候几乎所有的女孩子的胸部都开始隆起。15岁的时候就会发育得像成人一样,但是并没有发育完全,没有完全成熟。然后随着年龄的增长和身体的发育,乳房内部填充上了更多的脂肪,日益丰满起来,慢慢成熟,并且富有弹性。

女性乳房的奥秘在哪里?乳房内部的构成大部分是乳腺和脂肪,每个乳房都有10~15个的腺叶,每个腺叶都只有一个输乳管,以乳头为中心呈放射状排列。乳腺腺叶间的结缔组织中,有许多与皮肤垂直的纤维素,一头连着皮肤以及浅筋膜浅层,一头连接到浅筋膜深层,而这就是女性乳房之所以能够挺立、能够丰满的道理。女性的激素很大程度上影响着乳腺发育,因此体内雌性激素的变化也就造成了乳房的变化。

(2)选购合适的胸衣。对于刚刚发育的少女,选购一些小背心式的胸衣很有必要。在挑内衣的时候,我们应该选择那些轻盈、柔软、穿着完全没有压迫感的衣服,而且要透气性好、舒适、安全,这样才能让我们的体态完美,并且健康舒适。女孩在16岁的时候,胸部的轮廓已经接近发育成熟状态,这个时候就必须佩戴胸罩了。因为胸部已经发育到一定的程度,有了一定的质量和重量,在我们运动的时候胸部也会随着摆动。此时要是不带胸罩的话,就会感觉十分难受,并且会影响美观,最重要的是这会影响胸部的发育。因为胸部在没有任何保护的情况下就会下坠,并且让乳头和衣物之间直接摩擦，不仅不利于乳房的生长，而且不利于乳房的形态和弹性。

需要注意的是：①晚上睡觉时应把胸衣取下；②睡时宜取仰卧或侧卧位，不宜俯卧。

有很多女孩为自己的乳房大小而担心，但是我们最好不要采取药物丰胸，这样会直接影响到自己胸部的正常发育。有些青春期的孩子会因为自己丰满的胸部而觉得羞涩，觉得和自己的学生形象不符，因此很多孩子会采用束胸这样的方法让胸部看起来小一些。但是这样做对身体的危害是非常大的，它不但会影响到心脏和胸部的功能，而且会对胸部的大血管造成危害，影响血液循环。这样对呼吸功能也有很大的危害，还会限制胸部的发育，让乳头凹陷进去，会影响以后对孩子的哺乳。

(3)运动会让乳房更健美。可以让胸部变得美丽的方法有很多，运动就是其中一种，它不但能让自己的胸部变得健美，而且对身体有很大好处。能让胸部变得更美丽的运动有俯卧撑和扩胸运动等。这些运动都是胸部运动，能让女性胸部下面的胸肌变强，从而增加乳房下面的胸肌，胸肌变得发达就可以使乳房变得更加丰满、更加健康。所以，如果想让胸部变得更美丽、更挺拔，女孩们应该多做一些扩胸运动和深呼吸运动，并且坚持早晚做。此外，游泳对女性的胸部也有很多好处，水给胸廓的压力能让呼吸器官得到锻炼，而且还会锻炼到胸肌，让胸肌变得发达。想要保证体态的完美，我们应该从我们的生活中做起，在坐姿上我们应该保持挺胸收腹的坐姿，如果胸部出现胀痛或者是瘙痒，不宜直接用手抓挠。

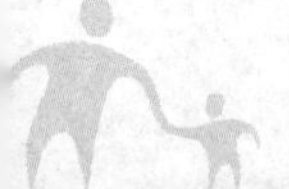

(4) 做好乳房的清洁卫生。我们要常常清洗乳房和乳头,这样能防止乳房和乳头感染,也可以防止乳头破裂和糜烂。很多女孩在发育的过程中都会出现轻微的疼痛,乳头会分泌出少量的分泌物。这些情况都是正常的情况,因此,不要过度的恐惧和忧虑。

3. 少量遗精:正常的生理现象

15岁的小伟,读初中三年级了。周末,妈妈在打扫小伟房间时,发现了他的秘密:小伟把四五条内裤藏在床和墙的缝隙中,而且已经发了霉。妈妈拿着内裤让爸爸看,并说:"这孩子是怎么了?我还奇怪他怎么把内裤穿丢了,没想到都扔在床下了。"

爸爸捡过内裤,一眼就看到了上面的斑痕。妈妈也恍然大悟:"啊,我们的儿子长大了,不好意思让妈妈为他洗脏衣服了。"

"明天多给他买几条内裤回来!"妈妈显得很高兴,边说边把那几条内裤装进塑料袋,准备扔掉。爸爸想借此告诉小伟相关的一些知识,便对妈妈说:"先别忙着扔,我们应该和儿子好好谈谈。"

妈妈惊讶地说:"谈就谈, 留着这些脏东西有什么用啊?"

"你都说这东西脏,儿子心里肯定也是以为自己遗精是不干净的,精液是见不得人的'脏东西',因此才会这么做。遗精可是正常的事情啊,怎么能认为不干净呢?我觉得我们该和儿子好好谈谈了。"爸爸觉得自己对儿子的健康成长倾注了心血,好像无微不至,然而,却没有关心儿子的性教育、性健康,几乎没有和儿子谈过任何涉及性的话题,正好可以借此次的"内裤事件"和儿子好好谈一谈。

傍晚,小伟像往常一样,上完辅导课后就回家了。他一见餐桌上放了几个他喜欢吃的菜,惊奇地问:"今天是什么日子?"

爸爸说:"今天我们要送给你一个迟到的祝贺。"

小伟丈二和尚摸不着头脑,瞪大眼睛说:"我有什么好祝贺的,还是迟到的?"

当妈妈拿出已经洗净、熨平、叠放整齐的内裤时,小伟的脸腾地一下红到了脖子根,他低下头不满地嚷嚷:"怎么会这样啊,怎么会让你们发现呢?是我不好,我不该……"

爸爸急忙说:"儿子,这是好事儿啊!爸爸妈妈从小抚养你、爱护你,就是为了看到你健康成长啊,这标志着你从儿童变成成熟的少年了,这应该比你的生日还值得庆贺呢!"

妈妈连忙接着说:"是啊,这是好事情,应该感到高兴才对。如果你到发育成熟的年龄还没有相应的身体发育反应,那才让我们担心呢,到时候还得带你去医院检查呢。"

小伟红着脸笑着说:"这种事情哪有告诉人的,太难为情了吧?"

"难为情?这可是你成长的足迹,应该让爸爸妈妈分享你生命成长的快乐呀!"爸爸说。

小伟见爸妈这么高兴、随意,主动讲了他半年前首次遗精的情况。他说早就从同学那里听到男孩会遗精,但他第一次发生遗精后,还是吓坏了。爸妈面带微笑,认真地倾听小伟的话语。于是,小伟就对爸妈讲了许多,心理上的那层"窗

户纸”一经捅破，一家人之间就真的没有什么不可以谈的了。自此以后，小伟有什么烦恼、困惑都对爸妈讲，爸妈同小伟之间的距离一下子拉近了许多。

男孩在10~15岁进入青春发育期后，时常在无性意识的情况下自发地射精，就叫遗精。精液主要是由精子、前列腺液及精囊液组成的。当男孩子进入青春期后，下丘脑开始活动，分泌出各种激素作用于脑垂体，脑垂体虽然小如豌豆，只有0.6克重，但是它在接到下丘脑的有关指令后便立即行动，分泌出多种激素，其中的促性腺激素可促进男子睾丸成熟，生成精子并分泌雄性激素。这时，睾丸产生精子，前列腺、精囊腺等分泌精浆，两者组成精液，而精液达到一定量后，体内已无处可容，便会出现遗精，即所谓的“精满则溢”，是一种正常的生理现象。

遗精常常发生在孩子晚上做梦的时候，所以也称为“梦遗”，它是孩子的生殖系统进入成熟阶段的标志。每个男孩发生遗精的时间并不相同，有的早一些，有的可能会晚一些，通常是在12~16岁。到了18岁，95%以上的男性都已经有过遗精的经历了。

同女孩子来例假一样，男孩遗精也是正常生理反应，每周一两次或两三个月出现一次都是正常的，不但对身体无伤害，很多专家还认为遗精在某种程度上可以解除体内之紧张，形成一种生理上的平衡，对人体是有一定好处的。但如果频繁遗精，每一两天甚至每天一次，时间长了，就会出现乏力、头晕、腰酸、腿软等症状，这种情况就不正常了，严重时需要看医生。

为了保持身体的正常发育，男孩子不宜穿过紧的裤子，

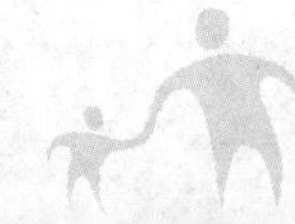

因为睾丸对温度极为敏感，经常穿紧身裤可使阴囊皮肤增厚,睾丸升高到腹股沟外环部位,从而导致睾丸温度高于正常温度,影响睾丸中精子的发育。此外,裤子过紧还会增加对阴茎头的摩擦,容易引起性冲动。

人的一生要经历生长、发育、成熟、衰老的各个身体变化时期,而第一次遗精,就是男子青春期性成熟的信号,因此不必紧张,相反应感到欣喜,因为你已经长大成一个"男子汉"了。

在青少年中，多数频繁遗精都是由于精神因素而造成的。所以千万不要沉迷于黄色书刊、图片以及对异性的不切实际的幻想中。另外必须有良好的生活习惯和个人卫生习惯,临睡前用温水洗脚,侧卧睡眠,被子忌太厚,内裤忌太紧。

另外，精液并不像人们所说的那样神秘和珍贵,"一滴精十滴血"的说法是不科学的,少量遗精不会给身体带来太大的影响。男孩遗精后,多数无异常感觉,少数人可能会感到疲劳,只要稍事休息,就会恢复过来。

父母:帮孩子塑造青春期健康的自我

很多孩子都对自己的身体发育不太了解，一些男孩认为遗精是思想不健康的表现，也不好意思对家长和老师提问，有些孩子会整日萎靡，有些甚至以为自己是得了什么病。这对于孩子的生长是非常不利的,因此,家长应该对比予以关注。

青春期随着性器官的成熟,性激素分泌的逐渐增加,必然导致孩子对异性的注意和对性知识的渴望。此时,学校的

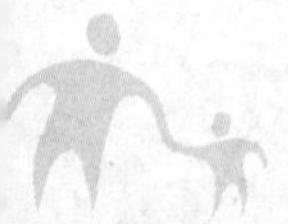

生理卫生课已不能满足孩子的认知要求，他们想进一步了解自己和人类的繁衍。在这个时期，孩子对性知识的渴望如果不加以正确引导，就会导致孩子误入歧途。因此，对孩子进行性教育时，家长应该以一颗平常的心与孩子坦诚交流，以促进孩子身心的健康成长。

父母还要告诉儿子注意保持外生殖器的清洁，要经常翻转包皮，清洗其中的污垢，以防炎症的发生。

有些孩子在遗精后被家长知道，他们会遭受到家长的责骂，被告诉不能胡思乱想。言下之意就是孩子是因为想了跟性有关的信息才会遗精，这绝对是家长的无知。当人类的精子分泌出来，自身的储存量达到极限的时候，我们的身体就自然而然地会排泄出来，形成遗精，这是人类的自然反应。作为家长不能随意地指责孩子，更不能因为自身的无知而误导孩子。首先我们要尊重孩子，人对于性欲是有必然需求的，正所谓“食色，性也”。因此家长要科学地引导孩子，当然，先要补充自身的科学知识，不能自身都不懂就随意地责备孩子。

要是遗精过于频繁，一夜会发生好几次，甚至是只要有了性冲动就会有精子流出来，那么可能就不正常了。为了孩子的身心健康，父母应该帮助孩子查明造成不正常遗精的原因。如果是局部刺激引起的，需要检查是否因外生殖器疾病、包茎或包皮过长、尿道炎、前列腺炎等疾病引起；把过紧的、容易摩擦刺激生殖器的内裤换成宽大柔软的内裤。要是因为自身的身体健康问题的话，就要积极地锻炼身体了，这种原因很可能是因为身体的虚弱和精神疲劳引起自身的器官失调而导致的。如果是由于思想过于集中在性的问题上，父母

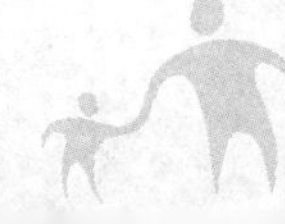

就要注意了，要让孩子尽量避免与女性接触过密，禁止孩子看色情影视、色情作品。

对于性知识的好奇是非常普遍的，也是正常的生理表现。自身的生理变化都会都对青少年形成特别的刺激。所以说，家长要告诉孩子，当性发育成熟后就会自然而然地出现遗精这样的生理反应，告诉孩子不要害怕，也不要太好奇，更不要觉得这是一个奇怪的情况。这不但对身体没有什么损害，反而对身体有好处，这样可以促进新的精子分泌出来，是每个男孩都会出现的情况。

孩子：正确认识生理现象

李强今年刚上初二，学习一直不错，也没有早恋。可是昨晚他却梦见了一个很漂亮的女孩走到了他的身旁，李强并不认识她，但是女孩却拉起了李强的手，并且与他接吻了。然后两个人牵着手，飞快地奔跑着，来到一间屋子里……

早上醒来的时候，李强就感觉自己的内裤湿湿的，脱下一看，里边居然有很多黏黏糊糊的东西，床单上也有一块湿湿的地方，他不知道自己的身体怎么会流出这些东西来。而且，想起昨晚的那个"下流"的梦，李强就觉得脸发烫。李强想："这件事一定不能让别人知道，他们会说我是流氓的。"他更不敢去问爸爸妈妈，可他真的很想知道这是怎么回事。

男孩随着性发育的进展，会对异性产生好感与爱慕，这是正常的性生理、性心理，并不是下流的表现。遗精是一种正常的生理现象，这是你成为男性的成熟标志。

梦里遗精常常和梦到与异性接触有关。但在初期，青少

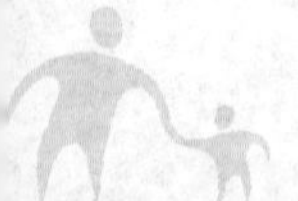

年也会因为梦到某种事情感到紧张，如比赛、考试等而发生遗精。

遗精之所以常常发生在梦里，是因为在平常的清醒状态下，人的意志会压抑射精中枢，而在睡觉之后，这种压抑会松弛。如果睡姿不正确或是阴茎受到内裤、棉被的压迫等刺激，就很可能会引起遗精，这些都是完全自然的现象。很多青春期的男孩都会为遗精而感到烦恼无比，为内裤和床单上的精液而感到难为情，因为怕父母看见而不好意思。这些父母一般都是懂得的，毕竟他们都是从那个年龄段走过来的，所以不用担心父母会因此而误解。因此，你不妨大胆地去向他们请教你不明白的知识，不要有什么顾虑。只有及时地与父母沟通，才能促使你健康、快乐地成长。你要以一个健康、平常的心态坦然面对自己的生理和心理问题。

步入青春期的你已是成熟的男子汉了，你完全可以料理自己的生活。如果内裤、床单因为遗精弄脏了，就自己动手来处理，用洗衣粉浸泡后再清洗，斑渍会自动消失。

总之，不要把遗精看得太重，但也不可以掉以轻心。要多采取保护措施，尽量减少遗精次数，让自己拥有健康的体魄和积极向上的心态。

4. 体毛生长：正确看待阴毛和腋毛

很多动物都用毛发来御寒，而人类因为有衣服的遮挡，所以与动物相比较，毛发已经很少了，但也不可能通体没有毛发。

汗毛是人体的毛发之一，它遍布全身各处，它的作用是很大的，人体体温过高时，热量就会通过汗毛孔释放出来。另外人体还会有很多其他的毛发，比如头发、睫毛、眉毛、腋毛、阴毛等。有些毛发是你一出生就有的，比如头发、眉毛和睫毛，因为习惯，所以你不会感到奇怪。有的则要等到你长大一些的时候才会长出或者显现出来，比如腋毛、阴毛和汗毛，这些都是正常的。

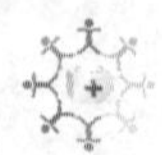

有一个问题让上初二的小力非常苦恼，他甚至因此变得自卑、孤僻，最后不得不求助医生。他说：我身上的汗毛又多又黑，尤其是腿上的汗毛非常明显，十分难看！我夏天连短裤都不敢穿，更不敢去游泳或者去公共浴池。小力很羡慕其他的男孩，觉得自己体毛太多，觉得没办法接纳自己！

进入青春期以后，男孩突然发现自己从内到外都变了，变得连自己都不太敢认识了。似乎是一夜之间，自己就变成了浑身长毛的“小泰山”。而胡子先生也突然造访，让自己有点不知所措。“我这是怎么了？是生病了吗？”很多男孩子都曾经有过这样的困惑。

其实，以上现象都源于男孩子进入青春期后体内所分泌的雄性激素，这些属于正常现象，完全没必要为之担心。而这些迹象的出现，也标志着自己已经踏上青春期的成长路途。

一般来说，男孩到13岁左右，身体上的体毛变得长且浓重，但也有例外，这些是根据每个人的身体特质而定的。

无论男孩和女孩，都会生长阴毛和腋毛，这是属于青春期孩子的第二性征发育现象，这是一种十分正常的生理现象，几乎每个孩子都会发生，只是有的时间早一点，有的晚一点而已。所以，当发现自己开始长阴毛和腋毛时，大可不

必为之感到羞怯,更不用把自己想象成什么怪物。

男性阴毛的生长是受内分泌系统分泌的雄性激素调控的。一般来说,男性都有阴毛,它对生殖器起到一种保护作用。

女孩子一般在乳房开始发育、乳头渐渐隆起时,阴毛也就开始随着生长了。阴毛的生长顺序一边都是从外阴和阴阜中线开始长起,起初的时候比较短,接着发展到外阴耻骨三角部位,继而继续向外扩张,耻骨上被密集的阴毛遮盖,最后,发展到三角区两侧,有的还会延伸到大腿内侧。

阴毛从开始生长到生长完全大约需要3年时间。而腋毛则通常会在阴毛长全之后出现。起初只有少量黑色的短毛,渐渐地,会增多增长,达到成人阶段水平。阴毛和腋毛的生长就像人的头发一样,有的多,有的少;有的细一些,有的则粗一些;有的发黄,有的很黑,这都是正常的,受到种族、遗传等很多因素的影响,但对于身体健康并无大碍,所以大可不必介意。

相对男孩来说,女孩更难接受自身阴毛和腋毛的生长,会对它们产生困惑和害羞。

随着夏天的到来,小梅的烦恼也随之来临了。

一天早上, 当小梅兴高采烈地换上了新的无袖背心和短裤,美美地在镜子面前比划着,突然看到了自己腋窝下的毛毛。不知不觉地,它已经长得又密又黑了。

天哪! 真是难看死了。要是被同学们看到了,准会笑掉大牙的。真烦人!怎么会长出这么多毛毛来呢?小梅抱怨着,刚才的兴致已经荡然无存了。为了掩饰腋毛,她不得不脱下了漂亮的背心,换了一件长袖的上衣。

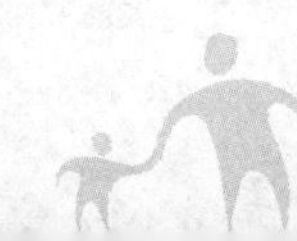

下午第三节是体育课，虽然上课地点选在了阴凉的大树下,但穿着长袖上衣的小梅还是觉得酷热难当。她不禁有些怨恨起了那该死的腋毛,越想越生气。

这时,老师说:“由于天气太热了,从下节课起,我们要把所有的体育课都调成游泳课。请同学们下节课记得带上自己的泳衣。”

游泳课?太棒了!这可是小梅最盼望的了。可是回到家,当她穿上自己的泳衣时,她再一次郁闷起来。为什么下边的毛毛也这么多了,它会不会从游泳裤边缘露出来啊?真是烦死了,自己变成多毛怪物了,心情郁闷的小梅趴在床上哭了起来。

第一节游泳课,小梅由于担心,以身体不舒服为由,向老师请了假。

其实,阴毛和腋毛的生长属于正常的生理现象,大可不必为之感到羞怯,更不用把自己想象成什么怪物。因此,步入青春期的女孩完全不必为腋毛外露感到害羞，可以大大方方地穿上漂亮的无袖衣服。如果实在觉得有顾虑,也可在家长的陪同下选购一些温和的脱毛露来驱除腋毛。由于阴毛能起到一定地保护外阴的作用，因此不要用脱毛露或剃刀来剔除阴毛。如果游泳的时候担心阴毛外露,可以选择裙式的游泳衣,就可以解除烦恼了。

父母:注意孩子的体毛正常与否

毛发的生长与种族、性别、年龄以及情绪、气候、营养等因素有密切关系。例如,欧洲人毛发浓密,亚洲人的毛发则相应显得稀疏;男子长有胡须和胸毛,女子不会长胡须和胸

毛。在医学上，按照毛发对激素的反应又可分为两种：一种不受性激素的影响，包括头发、肩毛、眼睫毛、汗毛等；另一种必须在性激素的影响下才会逐渐长出，这包括阴毛和腋毛。皮肤白净细腻，身上毛发很轻，是妙龄少女的特点。但是有的女孩子四肢尤其是前胸、小腿两侧毛发很重，甚至上唇也出现较为稠密的胡须，这属于生理性多毛，又称体质性多毛、特发性多毛，这是因为处于生长发育阶段的女子内分泌功能旺盛，毛发生长过多过浓。

生理性多毛往往与遗传因素有关，要是父母毛发较重，孩子就有可能毛发较重。还有一种情况就是除了面部、胸腹部、大腿有较多的毛发以外，还伴有喉结突出、声音低粗、阴蒂肥大、月经不调、肌肉发达、乳房萎缩的多毛少女，那就是病理性多毛了，需要引起父母的高度警惕。病理性多毛很可能预示孩子患有以下几种疾病：

(1)卵巢疾患。最常见的是多囊卵巢综合征。这种病变主要是由于下丘脑对垂体功能的调节障碍所引起的。病人除表现为前臂、口周、小腿、乳晕等部位多毛以外，还有肥胖、月经紊乱、稀少以至闭经、乳房萎缩等现象。

(2)肾上腺病变。患者有的外表变化很大，表现为腹部为主的肥胖，四肢则相对较细，面孔圆形、月经不调、血压升高，而且生长缓慢，出现多毛、胡须、声音低沉、无月经、阴蒂肥大等男性化特征。

(3)甲状腺疾病。甲状腺具有促进新陈代谢，提高肾上腺分泌的功能。青春期少女甲状腺分泌较多，使体内雄激素过多刺激而产生多毛。

如果出现上述情况，父母首先要陪同孩子到医院就诊，

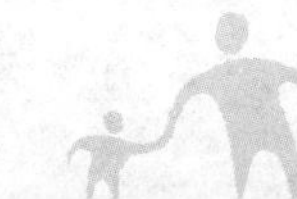

请医生查明原因,然后对症处理。如果是生理性多毛,那就不要紧张、害怕,如果多毛影响了容貌,可用电解术去毛。但是如果确诊为卵巢、肾上腺或甲状腺疾病,就应采取相应的治疗方法。

孩子:正确处理体毛

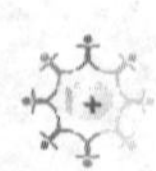

有的男孩子会因为自己的汗毛过多或过少而伤心焦虑,其实大可不必。汗毛密度以及颜色根据不同的人和不同的人种而有所差异,并没有一个标准,而是受遗传因素的影响。体内毛囊基的色素细胞决定了体毛的颜色,毛囊的数量决定了汗毛的数量,而毛囊细胞是先天生成的,是没有办法增减的。当然,后天的生长环境如地域、气候、营养、情绪等会在一定程度上影响体毛的生长,但是从根本上讲,体毛的浓密或者是疏松以及颜色的浓淡是先天就已经注定了的。

我们知道,欧洲人的体毛比亚洲人要浓密得多,但这不能说明亚洲人就不如欧洲人强壮。不管男性体毛是浓密还是疏松, 一般都属于正常现象, 并不影响自己的生活和学习,而且男孩子是否优秀,并不是由体毛多少决定的,而是看他是否有责任心、正义感。因此,根本不必因为体毛的多与少而感到烦恼。事实上,很多男孩子因为自己体毛的多少而感到担心和害怕,是自己吓唬自己,在别人眼里,并没有觉得不对劲。

步入青春期的男孩开始有了胡须, 但是很多孩子在如何处理胡须时会存在一些盲点或误区, 而这误区往往会给他们造成一定的伤害。因此,男孩有必要对自己的胡须有更充分的认识,并掌握一定的保健常识,以使自己能够正确地善待胡须。

(1)不要用镊子或手拔掉胡须,也不要随意使用刮胡刀刮。否则很容易破坏胡须周边的毛囊,容易感染毛囊炎或引起皮肤感染。

(2)不要用手拔胡须。胡须周围有丰富的血管和神经组织,如果用手拔胡须的话很容易损伤这些组织,不仅自己感到疼痛,而且很有可能因为手的不洁净而使得细菌侵入皮肤而损伤毛囊,引起炎症。

(3)不要蓄须。胡须有吸附有害物质的特性。有一些国外的科学家做过一些研究,他们把男性剃下的胡须做研究,把胡须用气相色谱仪来分析其中的成分。根据科学的仪器进行研究以后发现,胡须里面带有很多种有毒物质,如二氧化碳、氮氧化物、铅等重金属元素。然后在显微镜的观察下,竟然发现还有很多微生物残留在胡须上。人在每天呼吸的过程中会排出很多的有害气体,很容易停留在胡须上,在我们呼吸的时候就很有可能再次吸到身体里。所以说,胡须还是要清理了比较健康。

(4)学会正确的剃须方法。当胡须逐渐长长的时候,就需要及时剃须了。剃须时需要注意以下几点:

首先,剃须前需要用中性肥皂将脸部清洗干净,这样能够防止刀片碰伤皮肤。

其次,在剃须前最好用热水将胡须软化,稍停片刻再涂上一层肥皂液,准备工作做好以后再进行正式的剃须动作,这样能够有效地减少对皮肤的刺激和伤害。

再次,在剃须时可以用一只手帮助紧绷脸上的皮肤,这样能减少刀片受到的阻力,且有助于将胡须刮净。

最后，当剃须动作结束时，可以用热毛巾敷几分钟，然后再涂抹一些护肤品，这样能对皮肤起到一定的保护作用。

5. 经历变声期：变声期的男孩应注意什么？

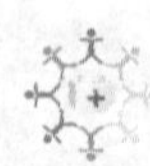

"变声期"是指孩子的嗓音由童声到成人声的变化阶段，这是每个人都要经历的过程，也是一个正常的生理过程。变声期多指男孩所经历的成长阶段，女孩变化不显著。从稚嫩的声音变成了声音浑厚的男性声音，虽然每个人的声音是不同的，但是确实有共同的特点，就是比较浑厚。有些人的变声期有比较强力的变化，因此，有些阶段会出现比较明显的破裂嘶哑。如果出现这种情况，作为家长来说，不要过于焦虑，这只是一个过程，等声带和咽喉发育得较为成熟以后，就能恢复到一个正常的声音了，自然，以前的那些不正常的声音也就消失不见了。

正在上初二的小武感冒了，咳嗽不断，妈妈赶紧让儿子吃药并精心护理。没过几天，感冒就好了，可小武的嗓子依然沙哑。妈妈只好找来含片、润喉丸之类的药物给他吃，但仍不见效果。儿子的嗓子沙哑，这下可急坏了妈妈，跑医院，找专家，都说嗓子没病。

后来，姥姥知道后，说这是小武开始变声了，是一种正常现象。这才提醒了妈妈。妈妈很高兴，儿子已经不再是那个整天腻在自己怀中的小孩子了，要变成一个翩翩少年了。

女孩的嗓音变化和男孩的变化是不同的，女孩嗓音的变化相对是比较小的，声带也只有男孩的五分之一长度而已，这也是因为男孩的雄性激素是女孩的十倍以上。男性13

岁到16岁的期间，声音就会突然变得奇怪，出现沙哑的低音,有时还会出现疲劳和局部的水肿等不同的症状,这正是我们所说的“变声期”。变声是因为男性激素让喉结变得粗大,所以就会出现一会儿高一会儿变得低而尖锐,这个过程一般会持续一年或者半年的时间。

“变声期”就是孩子变声的期间,也是成长的重要阶段。在这个时期,他们经常会出现声音的变化,唱歌是非常吃力的,并且也会经常让人感觉到声带疲劳。因此在这个变声期间,声带会变得比较脆弱,我们要注意保护好嗓子,不然就会让自己的声音失去变得悦好动听的可能性，而且还有可能会引起咽喉疾病,比如咽喉灼痛、声门闭合不全等疾病,甚至会永久地的影响声音。

在生活中要避免对嗓子的过度使用，不可以无节制地使用嗓子。变声期间切忌过度使用嗓子,不能大声喊叫,不能大声喧哗,防止嗓子疲劳。唱歌的时候也不能过度使用嗓子。不能在嗓子疲劳的情况下,就马上饮用冷水,不能吸烟或者是食用一些刺激性的东西。另外，要注意对嗓子的保暖,不要因为颈部受凉而损伤咽喉部。把毛巾用热水浸透,敷在颈部位置，这样就能让喉部的血液循环良好，减少咽干、喉痛等症状。使用一些正确的方法可以保护我们的嗓子,让我们顺利地度过这个变声期。

父母:注意孩子变声期的饮食调理

一般的变声期从开始到结束要一年或者是一年半左右的时间。变声的时候要注意保护自己的嗓子,在保证科学使用嗓子之后,要帮助孩子进行调理。重视饮食,多摄入一些胶原蛋白和弹性蛋白。嗓间器官的主要部位是由喉头、喉结和甲状软骨这些部位组成。而这些器官主要就是由胶原蛋白和弹性蛋白质组成的，甚至声带都是由弹性蛋白质薄膜这个物质所组成的。

在孩子变声期间,父母应注意孩子的饮食结构。变声期间的孩子要多吃一些胶原蛋白以及弹性蛋白质含量丰富的食物,比如猪蹄、猪皮、鱼类、海产品等。

其次,要适量的补充一些B族维生素、钙质。因为维生素B_2以及维生素B_6能让皮肤发育更好;钙可以让甲状软骨成长更好。而含有B族维生素的食物有很多,比如芹菜、蛋类、动物肝脏等;鱼虾、牛奶、豆制品则含有丰富的钙质。

另外,这个时期的主食要以软质食物和精细食粮为主,不要吃过硬的食物,比如花生、坚果等食物。尽量避免喉咙因为过硬的食物而造成损伤。要多喝水,这样才能清理咽喉处的残留物,保持咽喉的清洁。还要少吃一些有刺激性的食物。也不要喝过冷或过热的水,以防刺激咽部。要禁止接触烟酒,预防咽喉发炎。

孩子:接受自己的声音变化

学校准备在初一学生中组建一个合唱团，谁知面试那天,去报名的清一色都是女生,男生一位也没有。

就在面试接近尾声时，初一的张可在排练厅外面犹豫了半天进来，说自己也想报名，但当他看见旁边都是女生时,一下子红了脸。女生们也对这位唯一的异性表现得很好奇,开始窃窃私语起来。

“好,大家静下来,我们请张可同学给大家唱几句。”可

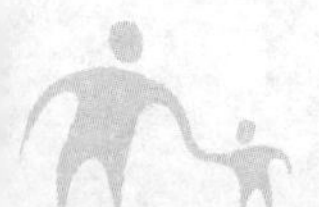

等了半天,张可扭扭捏捏的,就是不肯出声,老师有些恼火,但介于好不容易来了个男生,就忍住了。

女生们走后,老师决定跟张可谈谈:“张可,既然你来报名了,为什么不肯唱?”

张可说:“我怕唱不好,女生会笑我的。”

“那你为什么来报名呢?”

“老师,我从小就开始学唱歌了,是真的喜欢,也很早就想来报名了。”

“那你给老师唱一首听听。”

张可一下子黯淡下来:“可是,最近不知道怎么了?我的声音突然变得怪怪的,唱出歌来很难听,所以我一直没勇气进来。”

老师笑了笑,开始鼓励他:“没事,你这是在变声期,你声音低点唱,反正这里只有我们两个人。”

于是,在老师的鼓励下,张可终于唱了出来,虽然声音有点沙哑,但唱得很不错。

“不错,挺好的。”老师用赞许的口气说。

“老师,我的声音会不会一直都这样了?您不会笑我,别的同学可不一定。”张可还是有些担心。

“不会的,只要你好好保养,过了变声期,你的声音会更好听的。”

“真的吗?谢谢老师!”

“嗯,回教室去吧,明天记得过来排练!”

“嗯!”张可高兴地点点头,跑出了排练厅。

变声期几乎是每个青少年都要经历的特殊时期, 特别是男生,变声期前后声音的差别比较明显,而且变声期时的

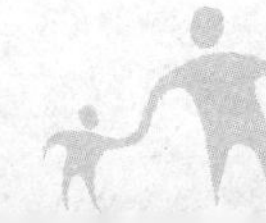

感觉也相对强烈一些。男性一般是14~16周岁开始进入变声期，这个变声期间会持续半年到一年左右。这个特殊的时期，声带开始发育，声音变得嘶哑，音域开始变得狭窄，出现声带充血水肿等现象。因此我们一定要合理科学地保护自己的嗓子，这样才能让嗓音变得更动听。

开始变声以后，一定要注意对嗓子的使用，不要过度使用嗓子，更不能大喊大叫。如果想让自己拥有一个比较好的嗓音，就必须忍耐，好好保护自己的嗓子。在这个时期最好唱一些比较柔和的歌曲。

想要科学保护嗓子，不但要科学使用嗓子，不能让它们过于疲劳，还要在饮食方面，多摄入一些有益于嗓子健康的食物。我们应该摄入一些含有胶原蛋白以及弹性蛋白的食物，如猪蹄、鱼类、海产品等。另外还应该多摄取含有B族维生素以及钙质的食物。

在这个阶段也有一些食物是不能吃的，一些比较干硬或油腻的食物，如爆米花、锅巴、坚果类和一些油炸式坚硬的食物，也不能吃辛辣和酸苦等食物。

6. 预防青春痘：只要青春不要痘

青春痘又称痤疮、暗疮，常发生在进入青春期的孩子面部，令许多少男少女为此深感苦恼。青春痘的发生除了青春期激素分泌旺盛，从而让皮脂腺开始增生，皮脂分泌增多以及毛囊内部的细菌感染之外还有诸多别的原因，比如下面的几个因素：

(1)生活习惯。常熬夜的人容易长青春痘，因睡眠不好

会导致皮肤油脂的分泌过多,从而堵塞毛孔,这样的话长青春痘的几率也就会增加了,脸色也会变得比较灰暗。还有一些女孩喜欢化妆,但是却没有钱买好的,于是买一些比较劣质的化妆品,这也是导致患上青春痘的原因之一。

(2)饮食习惯。饮食和青春痘也有关系,只有健康饮食才能让自已不长青春痘。中医学把青春痘称为“肺风粉刺”,认为是食用了过于辛辣的食物,导致肺部和胃部产生大量的湿热,从而导致青春痘的产生。

随着经济的迅速发展,人们生活水平的不断提高,我们的食物中所含有的动物脂肪以及蛋白质都非常多。这些东西会让皮脂腺大量分泌出皮脂,让我们的肌肤长青春痘。此外,有刺激性的食物也是长青春痘的原因。这些东西都会导致微血管扩张,刺激皮脂分泌大量过剩,让皮肤长出青春痘。

部分人在进食鱼、虾、螃蟹、乌龟、海蜇等海鲜类食物后,容易引起过敏反应,使皮脂腺的慢性炎症扩大而难以愈合,而且会让消退的青春痘又重新长出来,甚至变成大青春痘。

在我们日常食用的食物里面,如果缺乏一些营养,也会让青春痘加重。微量元素中的锌和维生素A都能抑制皮脂腺分泌、减轻皮肤表皮细胞脱落及它所产生的角质。因此,如果青少年摄取这些微量元素不足的话,就会导致角质化变得严重,从而就会间接地长出青春痘。所以应该适当地摄入含有维生素A和锌的食物,如胡萝卜、牡蛎、扁豆、西红柿等。

(3)心理因素。长时间的工作压力和心理紧张的话,就会使内分泌失调,从而导致油脂分泌增加,进而长出青春痘。因此,青春期心绪不稳定,也会让青春痘长得更多。

(4)环境因素。空气和水的污染也是一个原因,它直接影响到我们身体。被污染的空气中所含有的大量有毒物质会黏附在皮肤上,电脑的静电也会让空气中的有毒物质黏附在皮肤上,从而引起面部痤疮,进而长出青春痘。

父母:合理饮食,预防孩子的青春痘

青春痘几乎是所有孩子在青春期都会遇到的问题,父母要帮助孩子正确处理,避免在脸上留下永久的疤痕。

青春痘的主要病理基础是皮脂溢出,所以想要控制青春痘,首先要控制皮脂的分泌,这是预防青春痘最好的办法。应该多吃一些含有维生素B的食物,如干紫菜、干蘑菇、黄豆、牛肉等,从而让长青春痘的可能性大大降低。

要提醒父母的是,不要给孩子过多地进食营养类滋补品。有些父母担心孩子青春发育期间的营养跟不上生理需求,就给孩子大量进补含有人参、鹿茸、燕窝之类的营养品,这样反而因这些温燥之品产生的“内热”使孩子过早地长出青春痘。

对于已经有了青春痘的孩子,可以选择多吃一些能对身体起到清凉作用的食物,以及生津和散热的食物,比如山楂、苹果、芹菜、西瓜、丝瓜、莴笋等,这些都能尽快使青春痘消除。

孩子:养成良好习惯,预防青春痘

青春痘是男孩和女孩共同的敌人。为了拥有没有青春痘的青春期,我们要养成良好的生活习惯:

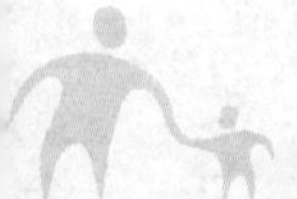

(1)注意面部清洁。不用手摸脸,避免造成细菌在脸部肌肤的滋生,从而产生青春痘。常洗头,因为头发的不洁有时也容易刺激脸部肌肤,长出恼人的青春痘。

被子、床单、枕头、洗脸毛巾等要时常保持清洁。经常在阳光下晒晒,这样可以起到很好的消毒和杀菌作用。

使用碱性洗面液或香皂洗脸。如果已经出现青春痘,不要用手去抓,以免留下瘢痕,尤其是鼻翼及下颌间的危险三角区严禁挤、压和抓破青春痘。

(2)饮食清淡为主。少食多脂肪、油腻的食物,禁食辛、辣食物。尽量少食或不吃甜食。

洋快餐对胃不好,还容易造成便秘,会引发青春痘,爱美的孩子最好对这些食物敬而远之。

(3)良好的生活习惯。肌肤的新陈代谢通常由晚上11点到半夜两点进行,因此无论多忙,都应在11点前上床睡觉。此外,保持乐观的心态也会让青春痘远离。

7. 了解性知识:接受科学的性教育

性是伴随我们人类的生命和健康的重要组成部分,它会伴随我们一生。从古代到现在,性都一直伴随我们的生活,而且在我们的生活中起到非常重要的作用。我们对性的知识是既好奇又贫乏,这导致了我们对性有很多的误解,很多人表现出性无知和性偏见。孩子面对这些问题去请教自己的父母时,而父母往往是尽量回避这个问题,让孩子更加无法得知这方面的信息。这样的结果就是激起孩子更强的好奇心,让他们用自己的方式去了解性,比如看黄色录像带、黄色网站、偷吃禁果等。

有些青少年从小接受了“两性接触即下流”的错误教育,使他们的心理发展产生障碍,个性得不到健康发展。这种状况对青少年身心的健康成长都是不利的。青少年需要了解正确的性知识和主流文化所倡导的性观念,并用以指导自己的行为与实际生活,才能使自己的躯体、心理和人格得到健全发展,并为成人后夫妻生活的和谐、家庭的幸福打好基础。

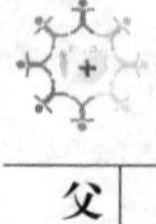

罗素说:“一切无知都是令人遗憾的,但是对性这样的事无知,则是严重的危险。”那么,性究竟是什么呢?性是指人的性别差异,即有男人、女人之分。从婴儿呱呱落地那一刻起,父母便根据婴儿的外生殖器确定孩子是男是女,而后对孩子进行性角色培养。当孩子进入十一二岁时,由于身体内部性激素的作用,孩子的外部形体发生急剧变化,显示出男女第二性征的显著差异,同时,男女的个性差异也更加显著。由于性心理的萌发,性与性之间的好奇心理也都会随着年龄的增长而变得更加剧烈。然后随着年龄和心理的不断增长和完善,婚姻和家庭这些东西也会成为我们必须考虑的东西。

从个性来讲,性生理、性心理、性道德观有着较大的差异,但又有着共性的东西,即有三大特性:

(1)自然性。这是性的最基本特性,也是性的生物生理层面。从生理解剖来说,性是人类最基本的生物学特征之一。人类对性的需要就如人类需要呼吸和饮食一样。中国古代就有“饮食男女’之说,意思是说食欲和性欲是人类的基本欲望。这种自然本能需要在人类社会生活中占着重要地

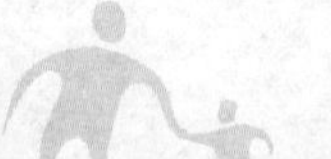

位。性不仅使人类繁衍后代,还能给人带来愉悦、欢乐和憧憬,把人类的生活铺陈得五彩缤纷、绚丽多姿。

(2)社会性。就是对性的观念,性别社会化,两性交往,性别角色,两性的权利、义务与性别平等,以及性的道德界限与法律规范,等等。在长期的进化过程中,人类社会逐步建立起一套法律道德规范,将人类的原始冲动纳入到社会制约,使之成为一种社会现象,并烙上了文化的印记,这是社会的进步。从目前我国的法规与风俗来说,一夫一妻制受到法律的保护,到法定年龄方可结婚等。

(3)理智性。这是人类与动物的本质区别之一。动物无理智可言,滥交、滥生,完全是一种盲目的行为。而人类的性行为,受到理智的控制,当感情的激流汹涌澎湃时,理智的堤岸会规范它的正常运行。这种理智是建立在性心理成熟基础之上的,根植于社会道德规范的理性力量。理智是人生醒悟的体现,理智能使情感摆脱幼稚,走向成熟;使行为摆脱放纵,走向自我约束。当情感与理智发生冲突时,能否用社会道德标准、用社会责任感来管好自己的情感,是衡量理智成熟度的重要标准。

父母:让孩子了解生命由来等科学知识

晶晶上幼儿园了,有一天爸爸把她从幼儿园里接回来时,她问:“爸爸,为什么上厕所时,有的小朋友要站着,我却要蹲着呢?我偷偷地看小虎,我们长得不一样。为什么啊?”

爸爸说:“以后你长大了自然会明白。还有啊,以后上厕所要专心点,别去盯着别人,那样可不是好孩子。”

在生活中,很多父母都遭遇过这样的尴尬。很多孩子处于好奇,问父母自己是从哪里来的,很多的家长却很羞涩,难以表述,不是含糊地回答孩子,就是训斥孩子。很多孩子因此没有得到正确的指导和答案。这都是不利于孩子成长的。

从孩子幼年时期开始,父母就应该有意识地对孩子进行正确的性教育。幼儿时期是人生中十分重要的一个时期,在这个阶段对于性的教育能决定孩子下半生对于性的选择方向和对性生活的认知。

在日常生活当中,孩子自己已经对性形成了自己独特的认识,因此会做出一些和性有关的行为举动,比如很多孩子对人体器官十分好奇,观察和触摸自己同伴的生殖器,这些都是孩子对性理解和关注的表现。作为家长,对这些行为完全不用小题大做,这不是什么奇怪的事情,更和人品与道德无关。这是一个人在孩童时代对于性的理解和认识,只有这样才会理解一个男性该如何做,一个女性该如何做,形成自己的道德观。

孩子往往会对男女差别产生好奇,当父母在洗澡的时候,孩子会偷看。家长往往对孩子的这些方面比较重视,不希望孩子对性有所了解,害怕孩子往坏的方面想。当家长看到孩子有一些跟性有关的行为,一般就会大声呵斥孩子,说这是丢人的行为,希望能制止孩子。家长的这种行为就导致孩子慢慢觉得性是一件非常恶心的事情,是很可耻的,以至于当孩子长大后依旧没有一个正确的性观念。

家长总是回避和孩子谈论关于性的问题,这样孩子就会自己去摸索,也可能因为对性的好奇,在生活中犯下错误。在孩子幼年的时候,作为家长就应该多和孩子谈论一

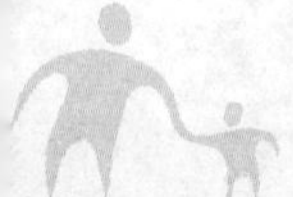

些和性有关的事情,这样孩子对性的了解多了,自然而然就不会对性好奇了。家长应该坦诚地和孩子讨论关于性的问题,关于性器官和性常识的基本内容,让孩子不感觉这是一个神秘的事情。家长对与性相关的事物应持坦诚的态度,要向孩子详细讲解性器官的功能,让孩子知道它们的作用,从而保护好它们。

父母应该让孩子充分地认识到自己的性别,明确自己是男孩还是女孩,并且了解性别之间相互的区别,充分树立起对自己的保护意识。

孩子:科学地认识性

当知道什么是性后,我们就要用坦然的态度接受性知识。父母和老师也许受“性神秘”、“性禁锢”等传统观念的影响,羞于在家庭中进行性知识的传授。但我们应该从传统观念的束缚中解放出来,坦然大方、光明磊落地通过课堂教育和健康书刊学习掌握有关知识,了解自身的身心发展规律,避免不必要的烦恼和痛苦产生。通过健康、科学的性知识学习,从而加强自己的免疫力,让自己抵制腐朽的观念。

在性问题上产生疑问或烦恼时,可以坦然、主动地请教老师、家长或医生,及时排除障碍,使自身的生理、心理得以健康发展,为自身素质的全面提高打好基础。

性科学是一门自然科学和社会科学的综合学科,也可以说是一门认识自身的综合学问。因此,我们要像对待数学、物理、语文、历史等科学知识一样认真学习。要用科学的态度学习,在学习中要循序渐进,学习内容要选择适合自己年龄段所需的,不要借阅或观看只适合成人、不适合青少年

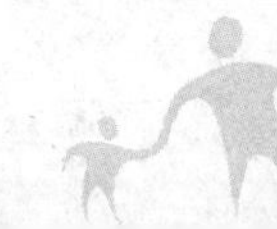

阅读和观看的书刊式影视作品。否则,不但无法让身心得到健康发展,还会导致犯一些不该发生的错误。要自觉抵制淫秽书刊、淫秽影视,避免这些不良文化腐蚀自己的心灵。

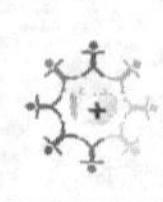

第四章

关注孩子的健康状况——预防保健学

长期以来，人们认为只要人的躯体健全、五官端正、不得病就是健康，甚至认为儿童长得胖，食欲好就是健康，也就是将“无病无伤残”当成健康的标准，其实这种理解是片面的。青少年以后也要立足社会，而光有一副健全的躯体是不够的。健康包括身体健康和心理健康，只有把这两者全面联系起来，才能得到较完整的健康概念。

1. 身体发育：关注孩子的身体变化

健康是金，健康是人的生命基础，我们需要对青少年的身体健康和心理健康都要了解，只有正确了解，才能在此基础上进行保健。

孩子的生长发育分为以下几个年龄阶段。

婴儿期：是从出生开始算起，到1周岁左右。在出生的时候，脑重量是成人脑重量的25%左右。

幼儿前期：1~3周岁。

幼儿期：3~6周岁，这个时候也是上幼儿园的时间。

童年期：3~11周岁是上小学的年龄段。

青春期：12~20周岁是生长发育迅速的阶段。一般男孩要比女孩的发育期晚两年左右。

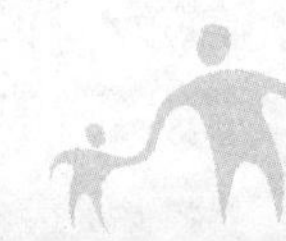

青年期：从18周岁开始到35周岁。

每两个相邻年龄段是没有比较大的区别界限的。身体有一个生长发育的基本规律。近躯干端会首先进行发育，而远端的躯干则发育比较晚。我们小的时候首先动的是我们的头部，然后是颈部开始活动，最后才是起来，爬动，以及行走。一直生长发育到5个月左右才能用手抓东西，到10个月左右才能用手指抓东西。到1周岁左右的时候，就可以用手指把细小的东西夹起来。青春期的身体发育顺序是：首先下肢开始发育生长，然后是上肢。四肢的发育要早于躯干。

孩子生长发育的不平衡表现在身体各器官、各系统的发育不平衡上，大体划分为以下几种：

(1)身体发育。身体发育包括身体的肌肉、骨骼等的生长，在出生的第一年是人生长最快的一年，以后的生长就会变得比较平稳。直到青春期的出现，再会有一次迅速成长，然后增长会随着时间慢慢减慢，直至成年。

(2)神经系统发育。脑、脊髓、视觉器官以及反映脑大小的头围、头径等，只有一个增长迅速期。在孩子刚刚出生的时候，孩子的脑重量就达到了成人的25%，6周岁的时候就有1000克左右，从而达到成人的90%。

(3)淋巴系统发育。胸腺、淋巴结、淋巴组织在人出生后的10年左右时间成长得非常快，12周岁的时候就能成长为成年人的两倍。当身体其他部位逐渐成熟、免疫系统的发育逐渐完善，淋巴系统就会渐渐萎缩。

(4)生殖系统发育。孩子从出生到10周岁的时候，基本上生殖器是没有任何发育的。只有到了青春期以后，生殖器才会快速生长，然后分泌出激素，让身体开始全面发育。

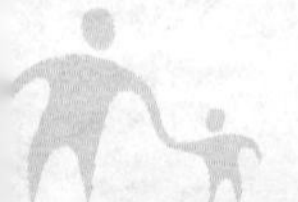

(5)骨骼发育。在小学的时候,孩子的颅骨是没有全部骨化的。长骨会越来越粗壮,脊柱的三个生理弯曲已由韧带固定,运动的时候就会起到良好的减震和缓冲作用。在人的脊柱骨头之间如果充满了弹性良好的软骨，就会容易发生骨骼变形。所以我们在日常的生活中就要注意孩子的身姿，教会孩子使用一个正确的姿态，从而防止驼背和脊柱的弯曲。在人的身体骨骼中含有大量的钙质有机物,比较容易出现骨骼变形,家长一定要认真观察孩子的坐姿,要是发现孩子有什么不良的姿态,那我们就要及时纠正,不要让孩子的错误姿态形成习惯。还要告知他骨骼变形对他的危害,让他能有意识的注意。

孩子的骨盆刚刚开始发育的时候,一切还不是很稳定,因此要及时注意到孩子的器官发育,避免骨盆移位。

(6)肌肉发育。当孩子在小时候就能进行体育锻炼,那么全身的肌肉就能得到良好的发育。指部,以及腕部的小肌肉发育比较完善的话，孩子要是从事写作和绘画这样的工作的话,就会对孩子有所帮助。和已经发育完全的成年人相比较,孩子的肌肉比较缺乏弹性,力量也很差,而且易疲劳。基本上都要等到12周岁的时候才能逐渐发育成熟。这个时期应该让孩子进行一些局部锻炼,增强肌肉的力量和韧性。

在了解了孩子的成长规律后，我们就会对孩子不同阶段的发育现象心中有数。只要孩子的身体健康,生理发育指标正常,早长、晚长,都不必担心。

父母:定期对孩子体检

婴幼儿和青少年时期是一个人生长发育的高峰期,无

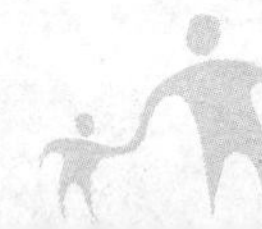

论是体格、动作机能还是智能都会在此期间发生飞跃性的变化。为了及时了解孩子的生长发育状况,需要对孩子定期进行体格以及智能检查。

如果能定时给孩子做全面的身体检查，观察孩子的发育状况,了解孩子的骨骼、肌肉、智力的发育状况,就能及时发现一些潜在的疾病,从而进行良好的治疗。

给孩子做体检，基本的原则是根据孩子的体质强弱来判断,如果孩子的身体比较弱得话,那每两次体检间隔时间应该稍微短一些。随着孩子年龄的增大,对环境的适应能力也增强,那么每两次间隔的时间就可以稍微长一些。

一般来说,6个月以内婴儿最好每月体检一次，至少不超过2个月。这个时期对婴儿的喂养所涉及的内容是比较多的。7~12个月的婴儿每两三个月进行一次体检比较好。1~3周岁的孩子每年要进行至少两次身体健康的检查。3周岁以上的孩子要每年进行最少一次的身体检查。一般的健康检查包含发育状态检查、发展状态检查、疾病或异常检查、生活状态检查等。生活状态包括保育方法、营养供给方法、游戏方法、环境的安全措施以及接触孩子的方式等。通过诊察孩子的身体或进行专门的检查，再配合父母的说明并加以记录等方法,来了解以上的各种状况。

要提醒父母们的是，给孩子做体检不能忽略生殖系统的检查。先天性的生殖器发育不良是孩子常见的一种疾病，在男孩子所患上的疾病包括隐睾、包茎、尿道上裂或下裂等;而在女性中则是肛门阴道的萎缩、阴唇连接、两性同体为多见。

去体检时最好选择孩子最愿意配合的时间去医院。一

般来说早晨比较好,因为这时候孩子吃得饱、睡得足,较容易配合检查,而且这时医院也不会像中午那样门庭若市。有的孩子认为医院是个很恐怖的地方,一去医院就害怕,家长就需要找找问题的根源。例如,有的孩子害怕躺在检查床上,你可以带上毛毯或毛巾被铺在孩子身下。体检前告诉医生孩子可能会有些紧张,这样医生检查时就会放慢节奏。体检过程中妈妈一直陪在孩子身边,也会缓解孩子的紧张情绪。

有的父母虽带自己的孩子作了定期体检,可是资料没保存好,或体检时忘了带以前的体检资料,或体检地点流动,这都不利于系统观察孩子的生长发育状况。一次的体检结果不能确定孩子的生长状况,只有多观察比较几次,才能了解一个孩子生长的趋势。所以,父母一定要将每次孩子体检记录和病史资料妥善保存,每次体检都要将过去的资料带给保健医生,以便分析参考。体检的医生也最好相对固定,这可让医生对孩子有一个较系统的全面印象,从而给出正确的健康评价。

从孩子出生之日起就为孩子建立一份健康档案,这是非常必要且有益的。健康档案可为孩子的成长进行全面的记录、分析、评估和疾病预防,在孩子生病时也能给医生提供参考,方便治疗。

我们经常可以在医院里看到这种情况:有医生向家长询问患儿的情况,如什么时候生过什么病,什么时候打过什么预防针,有些家长却回忆不起来,只能含糊其辞。因此,那些还没有给孩子建立健康档案的家长,就要马上行动起来。父母也可以把孩子的健康档案看成是孩子的健康成长史,看到孩子身体的各项指数都正常，而且看着孩子一天天的成长,内心的那种满足感就会油然而生。一般来说,孩子的健康档案应当包括以下内容:

(1)生长、发育情况。这其中所有的项目包含着身高、坐高、胸围、体重各项的指标项目。我们可以把孩子的各项生理指数和正常的指标进行对比，这样就能知道自己孩子在哪些方面不足,哪些方面比较有优势。

(2)预防接种情况。孩子出生时就应该去就近的正规医疗机构进行疫苗注射。

(3)各种疾病史。孩子生病的时间和原因等情况要及时做记录,医生给予的处方也要保留好。这些都是孩子病情的良好记录,在日后生病的时候都可以作为参考。

(4)各种过敏史。孩子对食物过敏、药物过敏、季节性过敏、昆虫过敏、花粉过敏等过敏史,家长都应该记录在案,为孩子长大后的生活做提醒,避免过敏。

孩子:关注自己的身体变化

孩子可以多读一些关于身体发育方面的书籍，随时关心自己的成长情况。比如有时给自己量量身高、称称体重等,学习相关的知识。这样,在男孩出现变声期时,或女孩出现初潮时就不会过度担心。

在平时养成良好的生活习惯,如坐、立、行等姿势要正确。要避免不良的习惯。比如不要在太强或太弱的光线下看书,以防近视;不要躺着看书或趴在桌子上写字,影响脊柱的发育。

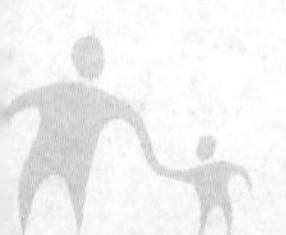

2. 保健教育:对孩子进行健康教育

人的健康包含身体健康和心理健康两方面,一般来说,可以从以下“五快”来衡量一个孩子的身体是否健康:

吃得快——就餐时胃口很好,不挑剔食物,能快速吃完一餐饭。

便得快——有便意时能很快排泄大小便，并且感觉较轻松自如。

睡得快——上床后能迅速入睡,且睡得深,第二天醒来后神清气爽,精神饱满。

说得快——说话流利、逻辑性强,能正确表达,头脑清楚,思维敏捷。

走得快——行动自如,活动敏捷。

可以从“三良好”来衡量一个孩子的心理是否健康:

良好的人格个性——孩子胸怀坦荡,为人豁达,心态乐观,性格温和,具有坚强的意志和丰富的情感。

良好的处世能力——孩子能客观看待各种问题，有克制力,能适应复杂的社会环境,对社会事物的变迁能保持良好的心态。

良好的人际关系——为人大度,不过分计较,与人和善相处;能助人为乐,充满热情。

身体健康和心理健康对孩子同样重要,在对孩子进行现代健康教育时要二者兼顾,不能顾此失彼。一般来说,对孩子的健康教育应包括以下几个方面的内容：生活卫生教育、安全教育、身体和心理健康教育。

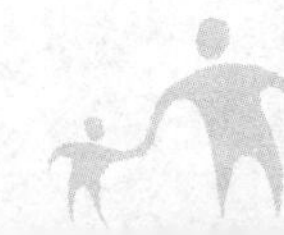

生活中的卫生教育对于孩子来说是必要的知识，培养孩子良好的生活习惯是非常重要的。安全教育最重要的目的是让孩子在日常生活中掌握最基本的生活和安全技能，让孩子渐渐懂得保护自己和保护他人,以及不断锻炼孩子自我保护的能力。心理健康教育也是非常重要的,它能让孩子有一个良好的心理品质，由此提高孩子适应社会的能力。

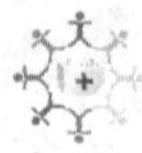

父母:对孩子进行健康教育

青春期是孩子发育最旺盛的时间段,是非常重要的,因为这个时期直接影响到他们以后的健康成长。作为家长,最好对孩子讲一些和健康发育有关的知识，从而帮助他们更好的生长和发育。

(1)重视感知与体验练习。孩子由于年龄小,为了更好地激发他们的探索欲望,作为家长,应该在讲健康教育的时候多让他们感受和体验相关的感觉。例如，在孩子喝牛奶时,让孩子说出食物在身体中经过了哪些地方,通过讨论，孩子就会明白食物在身体中经过的器官。在帮助孩子了解食物在各器官的变化时,又可让他们嚼一嚼硬硬的饼干,体验饼干在口腔中变软变碎的过程，孩子通过多种感官的感知与体验练习,获得自然、生动的知识与经验。

(2)重视动作与行为练习。孩子的一些良好生活习惯、卫生习惯的养成,需要通过模仿练习获得,因此在生活中对一些生活技能、健康行为要反复练习,从而加深理解,形成稳定的动作和行为习惯。例如,在教育孩子预防龋齿时,让孩子手持小牙刷在录音的伴奏下,学习正确刷牙的方法;在教育孩子预防近视时,让孩子练习握笔和书写的姿势,学习保护眼睛的方法;在教育孩子叠衣服时,可以让孩子学习穿脱衣服,按顺序叠放衣服的方法。通过练习、参与,促进孩子良好卫生习惯的养成。

(3)重视趣味性手段的运用。在孩子健康教育中,要运用生动形象的手段,使知识的传输更贴近孩子。如:在让孩子了解人是怎样呼吸时,引导孩子摸摸胸腔,让他感受一下人呼吸时有什么变化,说出感觉,甚至可以通过电脑动画来模拟演示,使孩子知道肺部通过吸气、呼气产生了胸腔的运动。这样,这些知识就生动地教给了孩子。

(4)重视灵活机智的应变能力的培养。要保证孩子的健康和安全,就需要培养孩子的应变能力。例如,培养孩子的环境适应能力是非常重要的, 知道随季节和早晚气候变化等情况增减衣服等;培养孩子对突发事件的灵活处理能力,包括在玩耍时不小心摔伤应马上请求他人的帮助; 出门时和父母走散了可找警察帮忙等。父母可以人为地创设一些问题情境,引导孩子想出各种方法进行自救,从中掌握一些基本的应变技能。

孩子:重视健康体魄的培养

由于生活方式的改变,很多现代都市人患有“高楼综合征”。例如,一些孩子不愿到户外去活动,这样孩子就被关在小小的房间里,缺少了锻炼的机会。我们时常见到这样一种情况:那些成天在家里待着的孩子体弱、内向,参加活动时常会碰伤;而那些平时调皮好动,身强体壮的孩子却很少受伤。究其原因,体弱的孩子就是因为平时没有活动,在遇到

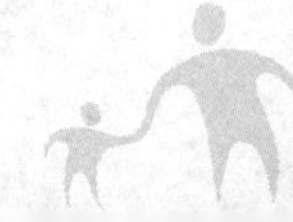

危险的时候就会反应得特别慢,他们的身体非常不灵活,动作也不协调,容易受到外界的伤害。有些调皮的孩子,他们就是因为有了良好的身体锻炼才会有一个健康的身体。他们的反应比较快,身体灵活而协调。想要让自己的自我保护能力有所提高,就一定要进行相应的身体锻炼,这也是提高自己体质的唯一途径。在日常的生活中,要加强体育锻炼,随着时间的推移,孩子身体素质就会相应增强。

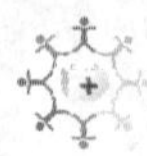

3. 控制体重:肥胖是孩子成长的“定时炸弹”

很多人都有一种误解，认为孩子长得白白胖胖非常可爱,并且认为这样的孩子非常健康。于是,我们总能在大街上看到一些年纪虽小,但身材茁壮的小胖墩。一些父母也对孩子的饮食不加控制,认为只要孩子想要吃什么就买什么,就是害怕在吃上面亏待孩子,其实这个观点是不正确的。

孩子肥胖虽然看起来很可爱，但这对孩子有很大的危害。肥胖让脂肪在脑组织中堆积,时间长了就会让大脑的沟壑靠得更紧,相互之间的褶皱也会变少,让大脑皮层变得平整而光滑。这就直接导致神经发育不健全、智力水平也会变得低下、反应迟钝、行动困难,进而影响孩子的发育。肥胖的孩子因为摄入了很多的脂肪、热量,就会直接导致性早熟和高血压。在这些症状下的影响,孩子不但学习和生活会受到影响,还会患上各种因肥胖而导致的疾病。

很多小胖墩看起来似乎很可爱，但是他们身上的赘肉却有碍观瞻。再看看他们走路的样子,就知道他们行走是多么困难了。而且,有很多孩子因肥胖而导致多种疾病发生。

上小学二年级的张勇是一个时尚饮料的发烧友。到了寒假,他天天窝在家里看电视、打游戏,几乎从不出门。由于他觉得开水不好喝,没味道,又不喜欢家里饭菜的味道,家长给他买了很多的零食和饮料,一个月下来就重了七八斤。看到孩子没出门就非常累,一走一喘的,真让人非常担心。

因此,为张勇减肥就提上了家长的日程。于是,父母买了很多减肥药,也试图控制孩子的饮食,用了不少的减肥方法,可是,减肥效果并不明显,孩子还是那么胖!后来去医院体检时,发现孩子竟然患上了糖尿病。

胖孩子的特点往往是贪吃和不爱运动。因为吃得多,而消耗又非常少,多余的能量就积蓄下来,转化为脂肪。所以说,想要防止孩子肥胖,重要的就是控制孩子的饮食和增大运动量,尽量让孩子少吃一些高热量的食物,还要做适当的运动,这样才能让多余的能量得到释放。每天每顿所吃的食物中,要尽量让脂肪和糖类的食物少摄入一些,但是也不能不吃,毕竟身体还是需要这些能量的。在日常的食物中对于蛋白以及脂肪都应该尽量保持平衡,但是相应的热量还是要少摄入一些。为了让孩子在饮食过程中快速获得饱腹感,可以在吃饭前多喝一些汤,或者在饭前吃一些低热量的食物,这样就能在吃饭的时候尽量少吃一些。

为小胖墩减肥,应以运动和控制饮食为主,千万不要用节食的办法减肥,更不要用药物减肥。因为孩子还在长身体,吃了减肥药,会抑制食欲,不想吃东西。孩子虽然减肥了,但是这样就会影响孩子的发育。减肥药还有非常大的副作用,这对于孩子的生长和发育都是非常不利的,而且孩子还容易产生不良的情绪,比如紧张、失眠、急躁等症状。

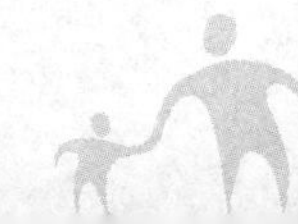

减肥应主要靠体育运动的方式来消耗自身体内的脂肪,让自身的新陈代谢得到改善和提高。体育运动的安排一定要有一定的趣味性和竞争性,能引起孩子的兴趣。

运动需要遵守严格的规则，不能奢望在几天内就减掉身上的脂肪,也不能让孩子做自己不喜欢的运动,不能在孩子不想运动的时候强制让孩子做一些高强度的训练，这是不科学的。不合理的运动不是因为起不到任何作用,就是因为运动量过大,导致自身的心血管系统失调,进而使身体受到损伤。孩子在运动以后如果出现不良反应,说明孩子的运动量也许过大了。

要想减肥有效果,就需要培养良好的运动习惯。运动结束以后正好洗澡睡觉,这也保证孩子有一个良好的睡眠。

减肥过程中应当选择适当的强度，长时间进行有氧运动,相应的运动强度应为50%~60%。很多胖小孩在运动的初期心率可能是比较低的,可能每分钟只有100~110。但是随着相应的适应能力的提高,情况逐渐就会变得好转。运动每周应该进行3~5次,但是要注意的是,运动不能间断,必须要持续运动1~2小时,这样的运动才有效果。

运动也是分阶段性的,基本是以三个月为一个阶段,一年是一个运动周期。每一次的运动必须要进行相应的训练和准备活动,也就是热身运动。每次训练之间要注意适当的休息,休息根据自己的身体状况而定。运动训练结束以后我们也要做相应的恢复运动。

坚持运动只是一部分，除此之外，我们还必须控制饮食。要把运动和对饮食的控制相互结合,这样才能达到良好的结果,也只有这样,才能凸显减肥的效果。这里需注意的

是，对饮食的控制不是去节食，而是要让自己的饮食尽量营养和规律，只有这样才能让孩子健康成长，而规律的饮食也有利于对体重的控制。

孩子的生长发育是比较快的，身体对营养以及能量的需求是非常大的，身体各个方面对营养的摄取也有非常明显的增加。主食可以不超过二两，但是别的方面的营养要跟上，瘦肉、鱼、豆制品、蛋、奶都是非常必要的，需要充足的摄入。孩子需要大量的蛋白质来为自己的身体提供足够的能量，这样才能让自己的新陈代谢尽量维持自身的平衡。但是高热量的食物，如汉堡、炸鸡等，最好还是少吃或者不吃。我们应该多吃一些蔬菜和含有高纤维的食物，这样对身体是有益处的。

孩子的睡眠也是保证健康的必要部分。孩子在运动以后，休息一个小时或者是40分钟后可以洗个热水澡。此时身体一般已经从高温的状态下恢复过来，但是在刚做完运动结束以后不适宜洗澡，因为身体处于一个高热的状态，应该让身体慢慢恢复过来再洗澡。洗完澡以后身体处于一个比较放松的状态，这个时候最好让孩子休息，充足的睡眠能让身体的生长激素和器官都得到良好的恢复。最好让孩子在十点左右休息，这个时间段是孩子的生长激素高速分泌时段。这样有规律的生活才能让孩子不但体重下降，而且生长发育能保持一个较为正常的状态。

减肥是一个长期的过程，短时间内就瘦下来不但对身体不好，而且容易反弹。因此我们要踏实地进行减肥，一步一步来，这样就比较稳固，效果也更好。因此，父母不但要制定一个较为合理科学的运动方针，更应该时刻督促孩子，最好身体力行，起到示范作用。

父母:调整孩子的饮食

现在,由于人们的生活水平提高了,家长在孩子身上花费的钱不计较,孩子想吃什么想要什么,父母不眨眼就满足了他们,结果,麻烦来了,孩子长成了一个不健康的小胖墩。

想要防止孩子发胖,必须要从小时候就开始进行防御,提早预防。如果孩子在早期就出现了过于肥胖的症状,作为家长就要在早期进行直接干预,从而控制孩子的体重。家长应注意让孩子避免过量饮食,建立正常饮食习惯,少吃油炸类食品,加强体育锻炼,增加体力活动。

以下几种错误的喂养方式,很容易造成孩子过度肥胖:

(1) 给孩子吃过多的米饭, 而相对的蔬菜和肉食却过少,这样就非常容易让孩子变得肥胖。

(2)长期吃菜卤泡饭和汤泡饭非常容易造成肥胖。

(3)有些孩子喜欢吃肉,但是不喜欢吃蔬菜,父母绝对不能依从孩子,应该及时纠正,营养不均衡很容易让孩子发胖。

作为家长,对孩子的肥胖进行控制并不是非常难,只要按照科学规律进行,就能让孩子的体重得到有效的控制。在每次饮食中,主要遵循饭菜肉是一比十的原则,菜肉是十,饭是一。这样才能让孩子的身体健康成长而不变胖。

孩子:多做运动

肥胖的孩子要多锻炼, 可以采用不用双脚为支撑点的减肥运动,这样的运动是比较有效的,比如游泳、划船、骑车等。作为年龄大一些的孩子,可以采用每天跑步的运动方式

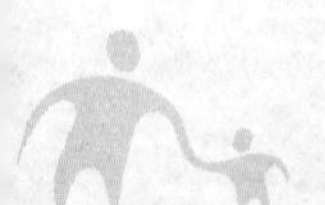

来进行运动。

在这里介绍一种合适的减肥运动:爬楼梯。

这种运动所消耗的能量是非常多的，除了运动对肌肉的锻炼所消耗的能量之外,还需要克服地球强大的重力。假如我们爬十层楼，就相当于将一百多斤的物体提起离地30米左右的高度,而这对身体的能量消耗是非常大的。上下楼梯所消耗的能量是普通散步的500倍左右,更是游泳的2.5倍左右。

爬楼梯只需要运动半个小时左右，每天要运动一次或者是两次。首先是要从小运动量开始，然后逐步增加运动量。最合适的速度是每分钟爬动30~50个台阶,这也要综合自身的能力,从而进行最合适自身的运动。如果体型已经是比较肥胖的人，那就有必要在开始的时候从小频率的步伐开始,然后逐渐增加运动量。

运动还要和饮食形成配合，运动之后相应的食欲就会增加,但是我们绝不能让自己肆意进食。只有把饮食和运动相互结合起来,才能达到减肥的目的。

4. 远离感冒:别让感冒害了孩子

感冒素有“百病之首”一说,细论起来,感冒也分很多种:

(1)着凉感冒。也就是中医所说的风寒感冒,这是生活中最常见的一种感冒。往往是由于孩子衣服穿少了，着凉了,表现出流清鼻涕、怕冷、发热、头痛、不排汗等症状。只要给孩子穿好衣服,避免着凉,或者喝点姜汤发发汗,严重时

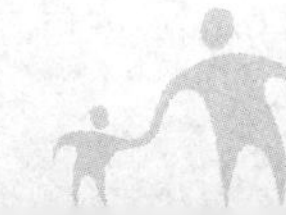

吃点感冒药就可以了。

(2)风热感冒。与着凉感冒类似,表现症状往往也是发烧、头痛、鼻塞等,但不同的是,流的是稠鼻涕,孩子还满脸通红、口很干、一个劲地要喝水。此外,舌苔不是那种正常的薄白,而是黄色的,舌体通红,这就是热症。风热感冒时,可以泡点薄荷和菊花茶来驱热,但不宜发汗,因为发热是会伤津的,而汗液就是所谓的津,假如再发汗的话,会让津液损失更多,这样就会让我们的病情加重。

(3)暑湿感冒。这种感冒常发生在炎热的夏天。也有头晕、头痛、鼻塞等症状,但更多的是胃肠不舒服,如恶心、呕吐、腹泻、食欲缺乏等,而且小便发黄。另外,舌苔也和风热感冒时的舌苔有所区别。风热感冒时,舌苔黄而干,像旱地。如果舌苔黄而腻,像湿地,那就是暑湿所引起的感冒。暑湿感冒,可以熬绿豆粥喝,以此祛暑湿。

(4)流行性感冒。这是一种传染性很强的疾病,而且这种感冒来势很猛，一开始就发高烧，体温甚至会烧到39°~40°。而之前一点症状也没有,它也不像风寒感冒那样,流了一两天鼻涕才开始发烧,让人防不胜防。流行性感冒一发作起来,人就浑身难受。

晚上睡觉蹬被子、衣服穿得过少、坐在冰凉的地上时间太长、光着脚跑动,这些都会引发孩子感冒。如果吃凉东西太多的话,也会让孩子着凉。

很多孩子感冒都是因为着凉而引发的,作为父母只需要找到孩子受凉的原因,孩子的感冒就能很快痊愈。很多父母却并不知道自己孩子生病的原因，只是一味地给孩子吃药。但是要是找不到去除孩子寒气的方法和病因,那孩子的病情就会变得更严重,很快就会咳嗽和发烧。

其实,在感冒的初期,孩子身体的免疫力系统是在一个应激状态下的,只要靠孩子的自身免疫力和抵抗力就能使身体的疾病治愈,而孩子自身的免疫力也会随着对病毒的抵御而变得更强大。所以,家长只要认真护理孩子,注意饮食,让孩子多喝水、多呼吸新鲜的空气,一般在一周的时间孩子的疾病就可以自行痊愈。但是也要根据孩子的病情慎重对待,以免延误最佳的治疗时间。

父母:要对症下药

很多父母发现孩子感冒后,往往只是买几种消炎药或者是感冒药给孩子吃,以为这样就可以了。这样的方法其实是不正确的。对于感冒,没什么特效药,要想治好感冒,静养是最重要的,抗生素只有在一定的环境下才能发挥出良好的作用,而且药物只能缓和病情和防止体能的消耗。所以孩子不能随便使用抗生素,它对孩子身体的危害是很大的。

父母还要注意,不管是什么感冒药,对于孩子所使用的剂量要严格控制,而且服用的时间不能过长,最多服用一周就可以了。在吃药的期间要多喝水,这样有利于药物的吸收与排泄,从而减轻药物对孩子的副作用。

孩子感冒阶段经常会发烧,很多家长对此非常担心,害怕孩子因为发烧而损伤大脑,于是就急着给孩子使用退烧药,这样的方法也是非常不科学的。孩子发烧的时候,不能让孩子的体温立即下降。其实这也是人类自身抵抗病毒而产生的一种状态,体温在38℃以下都是属于低热的情况,家长不用过于担心。但是要是超过38.5℃的话,就要选择一些药物给孩子进行治疗了，要适当退热，或者是采用物理降温,比如冰敷。

也有一些孩子因为营养不足,或者是遗传因素的问题,导致自身的抵抗能力降低。这些孩子是可以从外部进行调节的,比如通过饮食调节,吃一些对身体好的食物:白萝卜、胡萝卜、黄豆、鸡、芝麻、梨、蜂蜜等,这些食物都能提高孩子的免疫力。

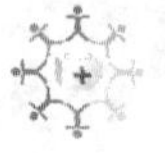

孩子:做好预防,远离感冒

想要防御感冒，我们首先必须要养成一个良好的生活习惯,也就是俗话说的“早睡早起精神好”。有一个良好的睡眠是非常重要的,不但能让我们在第二天有一个好精神,而且能提高我们自身的免疫力,在此基础上,我们就能依靠自身的体质来抵御疾病。

其次,饮食的重要性是不能忽视的。我们要保证自己的饮食有规律,保证三餐有规律,而且还要注意科学的搭配,这样才能有益于我们的身体健康。要多喝水,在冬季要多吃一些狗肉、羊肉、大豆、核桃、萝卜等食物,这些食物都是能让人身体多产生热量的。在生病的时候,必须保证营养,这样我们的身体才能有足够的能量抵御病毒。

第三,自身的情绪对我们的身体也是非常重要的,能让身体减小压力,这对于我们抵制病毒有非常好的作用。而且很多专家研究得出,压力也是让现在很多人的免疫力下降的重要原因之一。青少年时期所处的压力比较大,学习压力、青春期的烦恼,这些都会让身体产生很大的压力,从而使身体的免疫力下降。

第四，要尽量在公共场所注意卫生。在公共场所时，不但要注意卫生，还要注意在公共场所的停留时间，多洗手，尽量不要让手上感染上大量细菌，这样患上感冒的几率就会小很多。

第五，我们可以通过适当的身体锻炼来抵抗外界的病毒。加强自身的体质能够增强免疫力，从而抵御病毒。跑步、游泳这些运动都能让我们增强免疫力，从而使自己的体质变得更强。

5. 肠胃保健：胃口好，身体倍棒

胃病曾经是成年人群中高发的病症，但是现在很多孩子也患上了胃病，而且患上胃病的年龄越来越小。最近几年孩子的发病率越来越高，每年都呈上升的趋势。病因除了幽门螺旋杆菌感染之外，不健康的饮食习惯也是导致病发率增高的一个原因。

何丽年仅5岁，就已经患有半年多的胃炎了，到多家医院治疗，可始终没有完全治愈。医生也很奇怪，为什么小小年纪就会患上如此严重的胃炎。一询问何丽的父母，才得知原因。原来，何丽很贪吃，而父母也对她非常溺爱，几乎百依百顺。何丽除了每天正常的三餐外，大、小水果和零食不计其数，这样下去，孩子的胃肯定会出现问题！

生活中，有很多孩子和何丽一样，都偏好零食，他们往往有偏食、挑食、饮食不规律这些生活习惯。这样就让肠胃很难得到很好的休息，从而破坏了肠胃的内分泌系统，时间长了自然会得胃病。

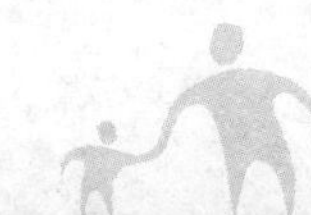

有些孩子因为压力过大而导致肠胃病。有些家长给孩子的压力太大，长时间的压力就会导致孩子过度紧张,长期心情抑郁式焦虑。会变兴奋,难以平复。根据很多的医学专家分析得出，心理素质差的孩子患上溃疡的概率比较大,从而让出血和患上其他病症的概率也相应增加。

幽门螺旋杆菌感染是让孩子患上胃病的一个比较重要的患病因素。预防幽门螺旋杆菌的感染,应该让孩子从小就注意,应教育孩子不要随意抓脏东西,防止因为周围环境的不卫生而被感染。还要让孩子注意手和口腔的卫生,饮食的卫生非常重要。

孩子的病因和成年人的病因有很大区别，所以作为家长不能随意用药,父母也不能主观地断定孩子的病因。一种可能是因为孩子的营养不良而导致患上胃病、胃溃疡,还有一些是因为贫血和体质过于虚弱而导致，还有可能因为这些疾病而导致其他疾病的发生,因此我们要十分重视。还有一个原因是孩子的胃部比较薄弱，对他们的肠胃功能要十分小心的调整，千万不能把孩子的病症当做成年人的病症来进行治疗。

调整孩子的不良饮食习惯是预防和控制肠胃病的关键所在，孩子的饮食不规律也和家里的饮食习惯有着非常大的关系,很多的父母过于溺爱孩子,想让孩子的物质生活变得丰富,从而给孩子买很多零食,这就导致孩子形成不好的饮食习惯。所以说,家长不能盲目听从一些不科学的信息,以及一些食品广告,要科学分析,科学地为孩子搭配饮食。

如果孩子患上胃病，作为家长不能随意判定孩子的病因,给孩子服用一些帮助消化的健胃或治疗胃病的药物。孩

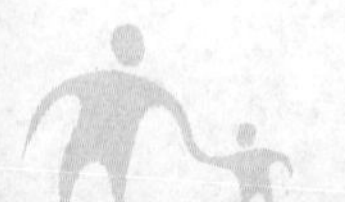

子的病因和成年的人病因是有很大区别的，可肥是因为孩子的营养不良而导致患上胃病、胃溃疡,还有可能是因为贫血和体质过于虚弱所致，或因为这些疾病而引起其他疾病的发生。最好带孩子去正规的医院或者诊所进行治疗,按照医生的诊断对症下药。

适当的运动能够让孩子胃口大开。所以说,孩子应该去经常外面玩,这对于孩子来说就是一种运动,孩子运动越多肠胃就越好,这样孩子就能吃得更多。运动对于孩子的睡眠也是非常重要的,很多孩子就是因为睡眠不好,导致胃口很差。因此孩子一定要有充足的睡眠,能保障充足的睡眠才能保障孩子的身体健康。

孩子的衣着和休息的时候盖被子的情况，也是非常重要的。一定不要让孩子着凉,不能让孩子在晚上踢被子,这样会让孩子着凉,会导致孩子肚子痛和消化不良,从而影响胃口。父母和孩子都要在生活中注意这些细节,这样才能确保孩子胃肠功能正常,才能确保孩子身体健康。

父母:关注孩子的饮食

为了让胃病远离孩子，父母应在平时就关注孩子的饮食。给孩子吃的食物应尽量是温热的,尽量让他喝温开水,不要让孩子吃凉饭。

父母也可以在平时的饮食中做些养胃的食物，例如土豆苹果泥,是又经济又实惠的养胃食物。具体制作方法是:用等量的土豆和苹果,一共使用大致一公斤的量,首先消掉皮,然后再切成小的块状,打成糊状,每日下午在每两顿饭之间服用。

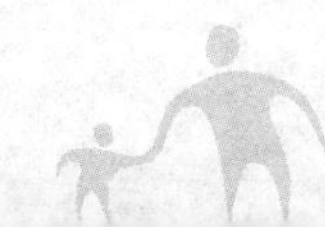

另外，父母也可以给孩子常吃木瓜。在木瓜汁中含有名为“木瓜酵素”的蛋白质分解酶，它能很好地分解蛋白质，这样就能帮助我们消化一些肉类蛋白质。在每天吃了饭以后，可以适当地食用一些木瓜，这样能帮助肠胃炎的康复，以及促进肠胃的消化。

● 孩子：保护自己的肠胃

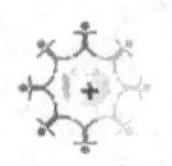

在平时养成以下良好的饮食习惯，可减轻消化系统负担，进而较好地保护肠胃。

(1)吃饭定时定量，勿暴饮暴食。

(2)以愉悦的心情用餐。

(3)细嚼慢咽(试着咀嚼30次)。

(4)注意饮食卫生，避免食物中毒。

(5)尽量少吃或不吃油炸、甜腻、辛辣等刺激食物。

(6) 用餐时宜避免喝下过量的汤汁与水分（尤其是冰水)。

(7)饭后不宜立即从事激烈运动。

6. 避免意外：如何处理各类意外伤害

因意外伤害致残的孩子在我们身边并不少见，从楼梯上跳下摔倒导致骨折，从双杠上跌下导致头面部受伤，或在追逐嬉闹中撞到尖角而流血等。我国0~14岁孩子死因专项调查的结果显示：意外伤害是孩子的第一死因、第一杀手。

一般的意外性伤害包括交通事故、窒息、其他意外伤害等14大类。而在这其中，车祸死亡的人数是最多的。现在我

国已经是世界上因交通事故而死亡的人数最多的国家之一了，每天有将近300个人死亡，这主要都是因为不遵守交通规则导致的。

意外伤害是突发的事情，只要我们采用恰当的方式，是可以避免的。作为家长，一定要培养孩子防止意外出现的意识，也不能因为害怕出现意外而什么都替孩子做了，这样对孩子的成长不利。如果孩子不去亲身实践，那么孩子永远也不知道该如何处理和面对危险状况。

作为家长，要让孩子记住最基本的急救电话——火警报警电话：119，医疗急救指挥中心电话：120。让孩子知道在出事的第一时间就能找到附近的医院。要是出现严重的状况的话，就要去医院进一步处理。

常见意外的急救处理

意外	发生及症状	处理方法
阻塞	任何异物或者大块的食物都有可能卡在气管内，造成阻塞。	(1)重要的是迅速取出卡住的东西，保证孩子呼吸顺畅。 (2)两腿平放坐下，让孩子俯卧在你的膝上，让他的头向下悬垂。你用一只手撑住孩子的胸部，另一只用在他两肩胛骨之间拍打数次。 (3)如果这样处理仍取不出堵塞物的话，就用一个手指伸进他的口中，从喉咙向外钩拉阻塞的东西。要十分小心，切勿把堵塞物推入咽喉。 (4)如果仍旧阻塞，让孩子面部朝前坐在你的腿上。你用一只手撑住他的背部，另一只手拇指向内握拳，并且放在脐与两侧肋缘构成的倒V形的顶点之间，敏捷地向内、向上按压4次。 (5)堵塞物取出后，如果孩子仍不能呼吸，要马上进行人工呼吸。

续表

意外	发生及症状	处理方法
窒息	盖住面部的任何东西都有可能堵塞孩子的口和鼻，并且妨碍他的呼吸而造成窒息。	(1)把孩子抱开或移开盖着他面部的任何东西。 (2)检查孩子是否神志清醒,是否有呼吸。如果没有呼吸,即刻开始进行人工呼吸;如果有呼吸但神志不清,把孩子安放成恢复姿势,然后请求急救;如果神志清醒,尽力安慰孩子,告诉他一切都会没事的。
淹溺	很浅的水中都有可能发生淹溺。当孩子的面部被浸没时，他的本能反应是屏气和挣扎，而不是把头抬高。	检查孩子是否神志清醒,是否有呼吸。如果他有咳嗽、噎塞,或者呕吐,说明他还是有呼吸的。如果孩子颈部或背部有受损伤的可能，就要很轻地搬动他,并要设法保证不扭伤他的脊柱。 (1)如果他没有呼吸,切莫浪费时间,设法把孩子肺里的水排出来。清除他口中的一切残留物,如泥浆或海草等,并且立即进行人工呼吸,如果可能,最好在未到岸上时即进行人工呼吸,并请求急救。在救护人员到达前或直到他重获呼吸前都要持续施行人工呼吸。当孩子恢复了呼吸时,就把他安放成恢复姿势。 (2)如果他有呼吸但神志不清,就把孩子安放成恢复姿势,为的是使水能从肺或口中排出,并即刻请求紧急救护。用外衣或毛毯把他盖好以求保暖。要尽早把他安置在暖和的房间里,因为即使在冷水中浸泡的时间极短,他也可能会出现有危险性的全身发冷。 (3)如果他神志清醒,给他安慰并且使他安心,要设法为他保暖。 (4)如果孩子则从溺水中解救出来,即使并未神志不清,也要立刻请求急救。

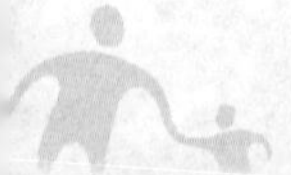

续表

意外	发生及症状	处理方法
休克	身体对各种严重损伤的一种反应。当血压出现危险性的下降时，身体的衰竭已陷入会威胁生命的状态。症状表现为： (1)皮肤苍白、发冷、出汗。 (2)口唇内侧或指甲下面变得发青或灰白色。 (3)呼吸浅而急速。 (4)烦躁不安。 (5)嗜睡或意识模糊。 模糊。	(1)安放孩子仰卧躺下,盖上外衣或毛毯。把其头转向一侧,然后在其两脚下面垫一些衣物或坐垫使双脚抬高20厘米。 (2)如果他腿部有骨折或有毒性的咬伤时,则不要将两腿抬高。 (3)给他盖上毛毯或外衣,或者搂抱他以求保暖。不要企图用热水袋或电热毯给孩子保暖，因为这样会使体内重要器官的血液流向皮肤，从而造成器官缺血。(4)如果他诉说口渴,用一块温布湿润他的口唇。不要给他任何食物或饮料。但如果孩子是严重烧伤则属例外,可以给他喝一点水。 (5)如出现神志不清就要检查他的呼吸。如果他没有呼吸,就开始施行人工呼吸;如果他有呼吸,就把孩子放置成恢复姿势。 (6)如果孩子出现休克,要即刻请求急救。
中毒	症状取决于孩子吃下去的毒物类型,表现为： (1)胃痛(腹痛)。 (2)呕吐。 (3)休克。 (4)抽搐(惊厥)。 (5)嗜睡。 (6)神志不清。	(1)孩子的好奇心很重,而且不具备成人的辨别能力,因此,把家里有毒的物品放在孩子拿不到的位置很重要。 (2)如果孩子神志不清,先检查他的呼吸。如果他没有呼吸,立刻施行人工呼吸,但先要揩净他的面部或在他嘴上盖一块薄的、不妨碍呼吸的布,以免毒物进入你的口中。如果他有呼吸,把孩子安放成恢复姿势。 (3) 如果你看到在孩子口腔周围有灼伤的体征,或者你有其他理由认为他可能吞入了化学物品,可用

续表

意外	发生及症状	处理方法
	(7) 如果孩子吃了有腐蚀性的毒物，口腔周围会有灼伤或变色。 (8) 附近有毒物或盛毒物的容器已空。	水清洗孩子的皮肤及唇部。如果他神志清醒，给他喝些牛奶或水。 (4)要设法知道他吃下了多少毒物以及已经过了多少时间、并将这些告诉医生或急救人员，如有可能给他们一些毒物的样品或盛毒物的容器。 (5)孩子如有呕吐，留一点呕吐物的标本给医生或急救人员，但不要刻意让孩子呕吐。 (6)一旦发现孩子吃下了任何有毒的东西，就要即刻请求急救。
药物中毒	症状轻重不一，轻者感到头晕目眩有时会语无伦次；重者可致不省人事，甚至没有呼吸，心跳停止。	如果孩子呼吸停止，应该立即施行人工呼吸；如果连心跳也停止，应同时施行胸外压心。 (1)假如孩子仍有呼吸，但不省人事，应按抢救昏迷者方法救护。如仍清醒，可当做中毒救护。 (2)即使孩子似乎已经康复，仍应立即请来医护人员。呕吐物、药丸、药瓶等都应保留，以备辨识药物之用。
水疱	皮肤的烧伤、烫伤以及过度摩擦都会形成水疱。水疱对下面正在长出的新皮肤起着保护作用。几天后水疱皮会干结脱落。	(1)即使要使水疱破裂，也不要刺破它。发生水疱的部位要穿好衣、袜，以防磨破。 (2)如果水疱已破溃，除非损伤处可能受到更多的摩擦，例如发生在孩子脚上的水疱，可用胶布加以保护以外，否则创面要暴露透气，不需要给予遮盖。

续表

意外	发生及症状	处理方法
鼻出血	鼻部受到撞击、挖鼻孔，或者过分地擤鼻涕等都会引起鼻出血，有时并无明显原因。有些孩子有习惯性鼻出血，这可能是因为鼻腔内的血管异常脆弱，要去医院就诊。	(1)拇指和食指捏紧孩子两侧鼻翼根上,设法不要让孩子用鼻吸气,也不要把血咽下去,而要鼓励他把血吐出来。 (2)如果孩子的鼻子仍在出血,把一块浸透过冰水并且拧干的小毛巾,或者用布包好的冰水袋放在孩子的鼻梁上大约2分钟,然后再捏住他的鼻。 (3)血停止以后,监督并告诉孩子4小时以内不要擤鼻涕,更不要挖鼻孔。 (4)如果孩子的鼻子一直出血,半小时后更加剧,要即刻看医生。如果孩子有经常的、严重的鼻出血,要去看医生。
衣服着火	孩子玩火、放鞭炮等时，不慎被火点着。	(1)让孩子躺在地上,使燃烧着的部位朝上,如果可能的话,尽量不用你的手或你自己的衣服接触正在燃烧的区域。 (2)用喷水的方法灭火或用地毯、羊毛毯或厚的窗帘将火焰覆盖,进行这些处理时,尽量保护孩子的头部。如果孩子位于开着电源的电器用具附近,切勿把水泼在他的身上。也不要用尼龙或其他任何易燃的纺织品覆盖火焰。 (3)衣服着火后,不要让孩子奔向室外,因为空气会使火焰烧得更旺。 (4)火焰熄灭后,按严重烧伤治疗。
轻度烧伤（烫伤）	轻微的烧伤或烫伤可引起皮肤发红,范围约2~3平方厘米。	(1)将烧伤部位放在水龙头下,用缓慢流出的冷水冲洗,使之冷却,直到疼痛减轻为止。这样处理可防止发生水疱。 (2)如果水疱形成,在上面放置一块清洁的、无绒毛的纱布块并用胶布或外科胶带固定。 (3)不要把水疱弄破——它可保护下面受损伤的创面,同时该处正在生长新的皮肤。

续表

意外	发生及症状	处理方法
		(4)不要在烧伤处的皮肤上涂任何药膏或药水。
重度烧伤(烫伤)	烧伤或烫伤的面积超过3平方厘米，或者由电击引起的烧伤。	(1)去除所有被开水、热油或腐蚀性化学制剂浸透的衣服,去除这些衣服时务必十分小心,不要碰到任何部位的皮肤。用剪刀把衣服剪开的方法要比绕过面部脱下更安全。 (2) 即刻把孩子浸泡在冷水中以使烧伤部位冷却：把他放进盛有冷水的浴盆中,或者用浸透冷水的被单或毛巾把烧伤处盖起来，但不要摩擦他的皮肤。 (3)用清洁的、无绒毛的敷料松松地把伤处遮盖,如果没有消毒的敷料,就用熨斗烫过的手帕或枕套代替。 (4)检查有无休克症状,如有必要,应及时治疗。孩子如诉说口渴,给他喝一些水。 (5)如果是化学制剂烧伤了他的皮肤,用大量冷水冲洗,但要小心,冲下的水不要流到未受伤的皮肤上去。 (6) 烧伤面积超过2~3平方厘米、由电击引起的烧伤,都要立即进行急救处理后送医院治疗。
热衰竭	在高温下剧烈运动,大汗淋漓,使身体失去大量盐分，引致全身虚弱,肌肉痉挛,严重的话会导致虚脱。症状表现：(1) 全身衰竭无力,烦躁不安,且有头痛、眩晕症状。(2) 皮肤湿冷、苍白,脉搏急促,有呕吐。	(1)将孩子移离受热力侵袭的地方,最好移至凉爽通风的房间。检查其体温及脉搏。如患者不省人事,安置成昏迷侧卧式。 (2)如孩子神志尚清,给孩子喝淡盐水,每10分钟一杯;并可加些果汁,以添滋味。

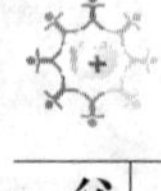

续表

意外	发生及症状	处理方法
切伤(擦伤)	由于进入伤口的污垢可能引起破伤风，所以要给孩子进行新的破伤风注射。	(1)如果可能,先把你的双手洗净。然后托住切伤处,使伤口在流水中冲洗干净,或用一块消毒过的纱布或脱脂棉浸蘸温水轻轻地把伤口周围擦净。每擦一下都要换一块脱脂棉。不要自己去除任何已嵌入切口内的东西。如果孩子是被动物咬伤的,先用凉开水彻底洗净伤口。 (2)5分钟后,如果切口仍旧出血,用干净的手帕折叠成一个垫子放在伤口上,紧紧地压迫几分钟。 (3)用胶布或敷料将衬垫封牢以保护伤口并保持清洁。不要在切伤处涂用任何防腐软膏。 (4)切伤处一定要用胶布或敷料遮盖起来直到完全愈合为止。伤口区要保持稍微有点潮湿,有利于更快地愈合。每日更换胶布和敷料,胶布用水浸透后较容易取下。 (5)有下列情况,做完好急救处理后就要送孩子去医院:切伤的伤口既大又深;切伤的伤口边缘不整齐或有缺口;面部有严重的切伤;切伤或擦伤处十分肮脏;孩子的伤口是刺伤口——伤口深,但皮肤上却只有一个小的开口,这种伤口常是由于生锈的钉或动物的牙齿造成的;如果伤口周围的皮肤变得发红、触痛,可能已有感染,要尽快去看医生;如被动物咬伤,必须带小孩到医院注射狂犬疫苗。
嵌入异物		(1)孩子的伤口如有大量出血,把损伤部位抬起,使高于他心脏并且在嵌入物的四周加压,但不可直接压在嵌入物上。这样处理后如果出血情况加重,则需放松压迫。 (2)将压迫放松片刻,把一块干净的手帕卷成腊肠状,然后盘绕成环形。 (3)把做成的环围绕着切口放好,上面覆盖纱布,然后

续表

意外	发生及症状	处理方法
		用绷带牢固地包扎，但在嵌入物上面不要包得太紧。 (4)如果孩子的伤口有东西嵌入,做好急救处理
头部撞伤	(1) 被撞的地方会出现一个很明显的青肿块，一般不会很严重。(2)前额或头皮上若有切口,尽管伤口很小,也可能引起大量出血。 (3) 如果受到严重的打击，可能患脑震荡，或者形成颅内出血（这种情况常常在几小时后才表现出来)。这类损伤的体征如下:意识丧失(神志不清，即使是短暂的也属严重);呕吐;呼吸声喧噪或有鼾声(不是正常的打鼾)；难以唤醒,或者异常嗜睡；从孩子的鼻或耳中流出很清的或带血的液体；与平时不同的哭叫;剧烈头痛;畏光。	(1)如果孩子的头上有青肿块,就在伤处冷敷:将蘸冰水的毛巾或者冰袋放在青肿部位。这样做可防止肿起。每分钟都要检查一下冰袋下面的皮肤,如果出现红斑,中心变苍白就要拿掉冰袋。 (2)头部如有出血,伤口上放一块清洁的纱布并用手压住它,再按处理身体其他部位出血的方法进行处理。 (3) 受伤后24小时内要严密观察孩子的病情,以防发生其他急症体征。如果他的头部受到猛烈的撞击,不能让他久睡,每3小时叫醒他一次,假如不能唤醒的话,即刻请求急救。 (4)如有很清的或带血的液体从孩子的鼻或耳内流出,把孩子安放成恢复姿势,并在鼻下或耳下垫一个干净的垫子。液体如从耳内流出,侧卧时把患耳放在下面,这样为的是便于液体流出。切勿阻挡液体的排出。

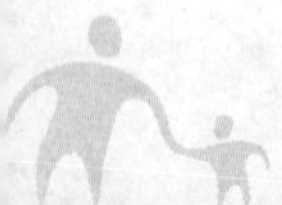

续表

意外	发生及症状	处理方法
牙折	牙齿折断，或者碰掉了。	在口腔内伤口处放一块消毒的纱布或脱脂棉，并让孩子紧紧咬住，再用消毒的纱布把掉下来的牙齿包好，即刻送孩子去牙科医生诊所或医院。
关节扭伤	关节扭伤时，韧带也同时受损伤。症状与骨折相似： (1)损伤区疼痛。 (2) 先是肿胀，然后变青肿。 (3)关节活动受限。	(1)轻轻地脱去孩子的鞋袜，让关节没有任何束缚和压迫。 (2)把孩子受伤的关节支撑在最舒服的位置，然后用冰袋或冰毛巾敷在患处，以减轻肿胀和疼痛。 (3)在关节四周包上一厚层脱脂棉，然后用绷带牢牢地包扎起来，但不可包得太紧，太紧会使指(趾)甲的甲床变得苍白或发青。 (4)做好急救处理后即刻送孩子去医院。
骨折及关节脱臼	幼儿发生骨折的情况较少。可能发生部分折裂或关节脱臼。 (1) 损伤区严重疼痛。 (2)肿胀，以后变成青肿。 (3) 损伤部位活动受限。 (4) 损伤部位出现畸形——肢体弯向奇特的方向，或者看来比未受损伤的另一肢体短。	(1)轻轻脱掉孩子的鞋袜(或者直接用剪刀剪开)，并且除掉在损伤区周围的任何可能造成压迫的、使关节肿胀的其他东西。 (2)除非绝对需要，否则不要移动孩子脱臼的关节。 (3)让孩子处于最舒服的位置。按出血的方法处理。 (4)腕部、臂部或锁骨的骨折，环绕着受伤区放置护垫，如果孩子能够承受，就轻轻地把他的前臂弯向胸前，用吊带固定。 (5)腱或踝部的骨折，让孩子躺下，在受伤一侧的膝与踝之间放好护垫。用绷带把受伤的腿和未受伤的腿包扎在一起，绷带结不要打在受伤的地方，打结的下面放好护垫。 (6)检查有无休克症状，必要时给予治疗。如果你认为孩子有腿部骨折，就不要抬高其两腿。 (7)做好急救处理后，立即请求急症援助。 (8)如果发现孩子的颈部或背部可能发生骨折，除非其已停止呼吸，否则不要搬动他或改换他的姿势。

续表

意外	发生及症状	处理方法
眼内异物	睫毛或尘埃等微粒都容易进入眼内。常见症状： (1)眼内疼痛。 (2)眼睛变红、流泪。 (3) 孩子可能揉擦患眼。	(1)稍等片刻看看眼泪水是否能把异物冲掉。想办法不要让孩子揉擦眼睛。如果孩子的眼睛看来有刺激症状,但却没有发现任何异物,他可能是患有眼部感染。 (2)如果异物仍在眼内,可在良好光线下检查孩子的眼睛:在你用拇指轻轻地把他的下眼皮(眼睑)向下拉的同时让他向上看。 (3) 你如果看到异物在白眼球上，用一块干净手帕(或纸巾)的一角或卷起来的潮湿的脱脂棉轻轻地擦掉它。 (4) 如果你没看到什么异物，就将上眼皮轻轻向外拉，再向下使它覆盖在下眼皮之上，这样异物会出来。 (5) 如果孩子始终感觉眼内有砂粒样的摩擦感或疼痛，或者异物不在白眼球上，又或者异物不容易擦掉,这几种情况下要用脱脂棉块盖住患眼,用绷带或围巾牢固包扎并送他去医院。异物如在眼球中央有颜色的部位上,或者已嵌入白眼球内时,千万不要自行去除。
化学物溅入眼内	化学性的或腐蚀性的液体溅入眼内。常见症状： (1)眼内疼痛。 (2)眼睛变红、流泪。 (3) 孩子可能揉擦患眼。	立即用你的手指把孩子的眼皮分开,赶紧用流动的冷水冲洗眼睛。如果一只眼睛受到损害,就将他的头倾斜,使患眼在下方,这是为了冲洗出来的水不致流入正常的眼内。然后用纱布将患眼遮盖,马上带孩子去医院,如果可能的话,把装化学品的容器也一起带给医生。

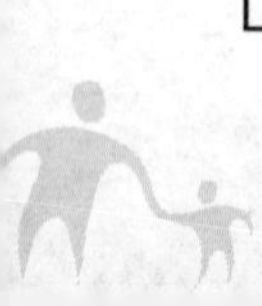

续表

意外	发生及症状	处理方法
鼻内异物	孩子出于好奇心，将手上的东西（如食物、小珠等）塞进鼻内，堵塞鼻孔。常见症状： (1)鼻子不舒服，不停地揉鼻子。 (2)从鼻中流出有臭味的血状渗出物。	帮助孩子擤鼻子，每次擤一只鼻孔，先憋气再用力。如果这样做不能把异物擤出，不要再设法自行取出了，赶快送孩子医院。
触电	(1)轻微短暂的电击只给人短暂的麻木及外刺的感觉；严重的可把人打倒，并使他意识丧失以及呼吸和心搏均停止。电流还可能造成烧伤。 (2)用潮湿的手触摸到漏电的电器，所受到的电击要比用干手触摸时严重得多。 (3)电烧伤多发生在孩子触摸电源及地面的两个身体部位。这种烧伤看起来面积小，但伤口却很深。	(1)马上关掉总电源，如果你不能做到这一点，就要将孩子和电源分开。 (2)站在绝缘的物体上，例如，橡皮地毯或一堆干的报纸。用一些干燥的、不导电的东西，如木椅或木制的扫帚柄拨开导线。如果没有适用的东西，你就尽可能用干布或干报纸把手包裹起来。抓住孩子的衣服，避免触到他的皮肤。 (3)检查孩子是否神志清醒。 (4)如果他神志不清，检查他的呼吸，必要时即刻开始人工呼吸。如果他有呼吸，把他放成恢复姿势。 (5)如果他神志清醒，安抚他，并使他安心。检查电击引起的各种症状。 (6)检查他的烧伤病情，查看身体接触电源以及地面的两个部位。烧伤处看来发红或已烧焦，也可能肿起，不管出现哪些症状均按严重烧伤治疗。 (7)孩子如有以下情况，你做好急救处理后即刻就送孩子去医院：神志不清（即意识丧失）即使只是几秒钟也属急症；有任何电烧伤。

续表

意外	发生及症状	处理方法
刺和碎片	细小的刺或碎片经常会嵌入孩子的手指或脚板。倘若是嵌入脚中，刺痛可能较轻，但嵌入手指尖处时会有明显的疼痛。	(1)如果碎片的末端露出在外面,将一把镊子放在火上烧过消毒，然后夹住碎片的末端轻轻地全部拉出。用肥皂和水彻底洗净伤口周围。 (2)如果碎片没有露在外面,但却能清楚地看到它,这说明碎片恰好在皮肤表层的下面。将一根针放在火上消毒后,使之冷却,但不要触摸针尖。顺着碎片的方向,用针把碎片上面的皮肤轻轻地拨开,并且用针尖小心地把碎片的一端挑起来,再用镊子夹住把它拉出,然后用肥皂和水彻底洗净伤口周围。 (3)如果是小的刺或碎片嵌入皮肤并且没有疼痛,最好不去动它,迟早它会自行脱出。 (4)如果嵌入的是玻璃或金属碎片,或48小时后碎片周围的皮肤变红、肿胀或触即痛,要尽快看医生。
咬伤和蜇伤	大多数植物、昆虫以及水母（又称海蜇）引起的只是轻微的蜇伤,虽然疼痛,但对孩子并无危险。然而,少数儿童蜇(刺)伤后可发生严重的过敏反应，因此需要紧急治疗。常见症状: (1)尖锐的疼痛。 (2)局部皮肤发红。 (3)轻度肿胀。 (4)痉痒。	(1)如果孩子已被蜜蜂蜇伤,要检查皮肤内是否留有蜂刺。如有,用刀或指甲把刺刮出来,或者用镊子把它夹住拉出,处理过程中要小心,以免把小小的毒囊挤破。 (2)把一块浸透冰冷的水的布拧干放在蜇伤部位。 (3)如果蜇伤部位在他的口腔内,给他冷饮料;如果孩子大于2岁,可让他含一小块冰块,这样可减少肿胀。 (4)蜇伤处迅速变得发红、肿胀和瘙痒,为使这些症状得到缓解，可在蜇伤周围轻擦异极石洗剂或外科用酒精,或涂少量抗组胺软膏。如果孩子出现以下症状,要立即送医院:呼吸困难;显现出伴有伤痕的广泛分布的皮疹;有头昏眼花或晕厥感;出现休克症状;在口腔内有蜇(刺)伤。

续表

意外	发生及症状	处理方法
煤气中毒	常见症状： (1) 可能失去判断力，举止失措，不肯与救援人员合作。 (2) 可能神志混乱、失去知觉或不省人事。	(1)前去救孩子之前，要注意自己的安全。设法从速请人去召紧急救护人员。先用湿手帕包住自己的口鼻，随用双手从后穿过儿童腋窝，并在其胸前用一手抓紧另一手腕部，将儿童拖到空气畅通的地方。 (2)接着倾耳于儿童口鼻部，细听其呼吸并用手击儿童胸部，检查其心跳情况。如果呼吸停止，立即施行人工呼吸。 (3)一旦孩子呼吸恢复正常，应将患者转至俯卧，安置成昏迷侧卧式。从速召医护人员。继续观察孩子呼吸情况，直到医护人员的到来。
戳伤	小刀或剪刀、钢织针、雪凿等尖锐物件刺戳所造成的损伤，表面看上去虽然伤口不大，但皮肉的组织，甚至内脏，可能损伤严重。	(1)用清洁纱布或其他布料(干净手帕也行)，甚至用双手，按住伤口四周，为伤者止血。 (2)如果利器仍插在伤口内，切勿拔出来。 (3)用自己的膝部垫高伤者的受伤部位，使其高于伤者心脏，这样可以制止出血。但如怀疑伤处有骨折，切勿垫高受伤部位。刺人伤口物体，如果是针头、小钉之类，应该用环形垫置于伤口之上。如无环形垫，可用火柴盒一类物件替代。 (4)先用干净的纱布盖住伤口，再用绷带轻加绑扎。如伤口置有环形垫或火柴盒，绷带须斜绑，以免压及伤口。 (5)如戳伤的物件是生锈的或伤口很深，应马上到医院注射破伤风疫苗。

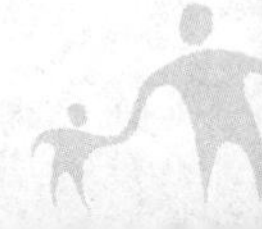

续表

意外	发生及症状	处理方法
淤伤	跌落或碰撞可引起皮肤下面的组织出血，因而造成该处皮肤的肿胀及肤色的改变,这就是青肿。青肿逐渐正常地消退，大约一周后完全消失。	(1)把浸泡过冰水的毛巾拧干,或将外面包好布的冰袋放在青肿部位半小时左右,这样处理有助于减少疼痛或肿胀。 (2)如果孩子看来十分疼痛,或者疼痛使他(她)不敢使用有青肿的肢体，尤其是肿胀也甚严重时,需要检查有无关节扭伤或骨折的体征。
指(趾)压伤	孩子的手指可能被门或窗压伤,或者掉下来的重东西砸了他的脚趾。	将受伤部位放在冷的流水中冲几分钟。约半小时后,如果肿胀得厉害,或者一直疼痛就要带孩子去医院。

父母:学习一些简单的急救术

为了以防万一,父母应熟悉一些简单的救生技术,以便在紧急情况下能迅速行动,分秒必争地抢救孩子生命。一般情况下,如果孩子神志不清,在治疗任何损伤前,先按以下程序进行。如果已停止呼吸,迅速把你自己吸入的空气输送到孩子的肺内是最重要的,否则脑部会受损。如果孩子的心脏已经停止搏动,要用手作胸外压迫,帮助心脏泵出血液并循环全身。以下是一些常见的救生技术:

(1) 知觉检查

轻叩孩子的足底，并呼唤他的名字，注意他是否有反

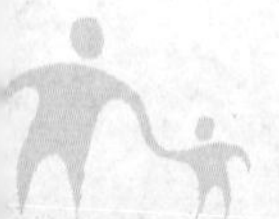

应。如果有反应,检查损伤并予以治疗;要是没有反应的话,那就可以确定他丧失了意识或者是神志不清。

检查时切勿摇动患儿，因为摇动会使他原有的损伤加重。婴儿或儿童如果出现神志不清,即使只有几秒钟也要请求急救。

(2) 呼吸检查

①让孩子平躺、仰卧,把手放到他的前额,然后把孩子的头部轻轻地往后面仰,让他把嘴张开。

②你的耳朵贴近他的口鼻处,面部朝向他的两脚。仔细听呼吸,确定孩子是不是有呼吸,然后再仔细观察胸部是否有起伏。

③要是发现没有呼吸,可以把孩子的身体转到侧面,或者让他卧在自己的大腿上。把你的手指伸向孩子的口腔,然后在口腔里寻找有没有堵塞咽喉的异物。找的时候要小心,以免把东西推入孩子的口内。如此处理之后,再进行检查,看是不是有呼吸。

④要是依旧没有出现相应的呼吸，那我们最好马上进行人工呼吸,要是孩子出现了呼吸的话,要把他摆成恢复姿势(见139页),然后向医院请求救援。

(3) 人工呼吸

①把孩子的下巴托起,让下巴朝向前方,然后把孩子的嘴打开,捏住孩子的鼻子。

②深吸一口气以后，自己的上下嘴唇对着孩子的上下嘴唇,然后轻轻地把气吹进去。

③当吹气的时候要仔细观察孩子的胸口，看看胸口有没有起伏。要是没有起伏的话,那我们要检查孩子的气管,

因为很有可能是有东西堵塞了孩子的气管，让孩子无法呼入气体，最好及时想办法把孩子气管内部的硬物清除掉。假如孩子胸口有了起伏，把自己的嘴从孩子的嘴上挪开，让他把气体自然排除，然后再进行几次，最后检查看是不是有心跳。

(4) 检查心搏

①将一只耳朵紧紧地贴到孩子的胸部，仔细听听孩子的心跳是不是有了，要仔细听五秒钟以上。如果孩子在2岁以上，用两个手指的尖部放在孩子的喉部，看看气管有没有起伏，触摸五秒钟左右。

②要是不能感受到孩子的心跳声音，那就是孩子已经没有了心跳，要进行人工复苏，进行胸外压迫。

③假如孩子的心脏还有心跳，要继续做人工呼吸，三秒钟对孩子的胸腔吹一次气体，一直等到孩子有呼吸了，或者是等待救护人员来到。

(5) 胸外按压

①孩子在2岁以前可以：

用单手先放到孩子的两肩下，然后抓住他的一个手臂，将一只手放在两乳头连线中间靠下的位置，另外的一只手放在胸骨底到颈部的中点位置。

②然后将双手的手指放在胸骨中部靠下大致1.5~2.5厘米的位置，向下压2.5~3.5厘米，然后放松对身体的压迫。

孩子在2岁以后，可以：

①找到孩子的胸骨底后测量出从胸骨底到颈部最下线的中点。

②把一只手手掌的根部恰好放在测出的中点处，向下

压2.5~3.5厘米,然后放松压迫。

③按每秒钟压迫两次的速度进行胸外按压5次,接着向肺内吹气1次。继续这样进行直到心脏开始跳动或急救人员到达。每两三分钟检查一下孩子是否在呼吸,是否心跳已经开始。

④当孩子的心脏已开始跳动时，即停止胸外压迫,但要继续进行人工呼吸直至他能自己重新呼吸或急救人员到来。

(6) 恢复姿势

孩子如果出现神志不清,但尚有呼吸时,把他安放成恢复姿势。这是最安全的姿势,因为它可防止舌头向后缩到喉咙并将呼吸道堵塞，如果孩子有呕吐还可避免呕吐物造成的阻塞。

如果孩子可能是颈部或脊柱受损伤，例如严重的跌落或车祸等,就不要采用恢复姿势。

①把孩子的面部转向你,下巴向前拉。靠近你的一只手臂放在他自己身体的侧面,一手放在臀下,并且掌心向上。远离你的那一只手臂曲在胸上，把离你远的一条腿跨在离你近的这条腿上。

②如果能拿到的话，就在孩子的身前铺一件外套或一条毛毯,你的一只手放在他面部旁边,起保护作用;另一只手抓住他的髋部,把孩子滚动到毛毯上并且面朝向你。

③设法做到孩子的口腔不堵塞，把原来位于上面的臂和腿弯曲成直角以支撑其身体，轻轻地把放在臀下的一只手拉出,并放在身体的侧面。

④给孩子盖好毛毯,然后叫紧急救护,在急救人员到来

之前，你要陪伴他。如果孩子的心脏已恢复跳动，你还要每3分钟检查一次他的呼吸和心搏。

● 孩子：重视安全知识

孩子平时就要通过看电视、读书等途径，学会一些有关水、火、电的安全常识，懂得在紧急状况时该采取哪些措施。例如，使用电器前要擦干双手；闻到煤气异味时要提醒妈妈关煤气总开关，并打开门窗通风……虽然由于年龄尚小，有些事不用自己做，也要知道正确的过程，遇到紧急情况时，同样能发出警告。

要记住一些常用的紧急电话号码，例如报警110、火警119，以及父母办公室的联络电话，甚至记下附近可以提供援助的朋友或亲戚电话，以备不时之需。

7. 预防近视：从小保护孩子的眼睛

近视眼主要是指人在眼睛不使用调节的情况下，平行光线通过眼的屈光系统屈折后，焦点落在视网膜之前的一种屈光状态。因此，近视眼看到比较近的东西，但是却看不到比较远的东西。

很多青少年患有近视眼，其中的原因是有很多的，遗传是一个原因，还有一个原因为，孩子长时间近距离地看东西，引起的眼睛疲劳。有些孩子的坐姿不端正，用眼的时候距离物体太近，这样就会让眼睛产生过度疲劳。很多孩子喜欢趴在桌子上，歪着头看书，这样就会导致眼睛产生疲劳，特别是长达几十个小时在这样的姿态下用眼的话，就会导

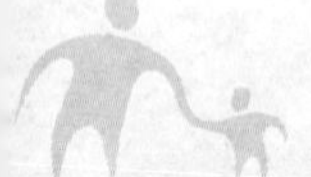

致孩子的眼睛过度疲劳,从而患上了近视。

此外，孩子在看书写作业时光线太强或太弱都会影响孩子的视力,造成近视。光线太弱时,为了能看清楚书上的字,孩子只好将书拿近,这样也就加强了眼睛的调节,时间久了,眼睛疲劳,视力逐渐减退,就会形成近视眼。光线太强时,它会刺激眼睛,使瞳孔缩小,眼睛调节增强,感到眼睛酸胀、疲劳。

人的视力的调节能力是有一定范围的,光线太强,超过了视力调节能力时,也会对视力有害。人眼最适合的就是自然光，自然光只有在散射光线下才能让自己的眼睛感觉最舒适,而且眼睛不容易疲劳,要是在阳光直射的情况下,就会觉得阳光非常耀眼。

防止近视重要的在于把自己的眼球睫状肌放松，这样对眼部肌肉非常有好处。最有效的方法是让自己的眼睛在长时间工作以后,做一段时间的远方凝视,这样可以让眼睛得到调节,放松肌肉,缓解眼睛的疲劳。还可以做一些运动,比如打羽毛球,台球等,都能让眼睛得到放松。

近视分真性和假性两种。有的孩子由于读书、写字的姿势不正确,或光线不好等因素而导致近视眼。如果让睫状肌总是处在一个收缩的状态下，晶状体就一直处在紧张的状态,不容易让眼睛松弛。要是有远处的平行光线射入眼睛内部,射过凸的晶状体后产生较强的屈折以后,焦点就不在视网膜上面落下来,而是落在视网膜的后面,这样就看不清楚东西了,这样的情况叫做假性近视。

要是孩子的眼睛出现了假性近视，那完全是不用戴眼镜的。因为眼球前面和后面的距离并没有变化,眼睛的结构也是没有发生任何变化,只是生理机能上发生了一些改变。要是发现自己得了假性近视,我们就要好好地保护眼睛,改变自己的用眼的习惯,让眼睛能得到适当的放松。比如在用眼了一段时间以后,可以做一套眼保健操,让眼睛的肌肉得到适当的放松。经过一段时间以后的调理,我们的眼睛是可以恢复的。

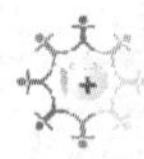

假如在孩子假性近视的时候,家长没有重视的话,时间长了眼睛的前面和后面的轴距会发生变化, 从而让眼睛的结构发生变化,成为真近视。很多家长认为孩子越早戴眼镜越会让孩子的眼睛的近视度加深, 其实这样的认识是完全不对的。要是孩子患上了真性近视,那就必须让孩子早些戴上眼镜,科学地进行校正,从而改善视力的状况。随着年龄的增长,孩子的眼睛视力一般是不会再发生变化的,这也是近视的基本特点,和戴眼镜的时间没有直接关系。

因为孩子身体的各个部位都是在生长发育的阶段,眼睛的眼球没有定型,所以最好不要过早地佩戴隐形眼镜,这样会对孩子的眼角膜和生理代谢产生不良的后果。还有,隐形眼镜要是不经常消毒的话, 时间长了就会让眼睛的眼球被细菌感染到。要是隐形镜片的曲径和自己的眼角膜的曲度不相符合的话,就会让自己的眼角膜脱落、损伤。所以说,要是没必要,最好不要过早地佩戴隐形眼镜。

有些孩子患上近视以后, 就会要求老师将自己的座位安排在前排。其实,这种做法是不科学的。

距眼睛5~6米的物体所反射出来的光线,眼睛不需要调节就可以在视网膜上形成清晰的图像,这种情况下负责调节的肌肉是舒张的;如果是看5米以内的物体,不通过调节,视网膜上就不能形成清晰的物体图像,也就是说,当我们想看清楚5米以内的东西的话,眼睛内部的肌肉就要不断地进行收缩和调节,从而让眼睛看清楚东西。

从这个意义上说,在上课时,坐在后面的学生离黑板的距离超过5米,眼睛调节肌肉就不需要拉紧,处于放松状态,这样眼睛就不容易疲劳,而坐在前排的学生离黑板较近,眼睛调节肌就需要不同程度地收缩,眼睛就容易疲劳。

所以,患近视眼的孩子坐前排并无好处,反而会因距离过近,看黑板时眼睛调节肌一直处于紧张状态,使眼睛更容易疲劳,甚至会加重近视程度。

父母:调整孩子饮食结构,预防近视

饮食和近视眼的形成也是有很大关系的,很多近视眼的人缺乏维生素A,有些人是缺乏血清蛋白,他们的血和钙以及血色素都是和正常人的指标不同的。所以说,父母应该多给孩子吃一些奶制品、蔬菜、豆子等。这些食物都能帮助改善孩子的近视状况,让孩子的近视情况慢慢好转。孩子要是出现了近视,家长要控制孩子的饮食,不能纵容他们挑食,而且要尽量为孩子的饮食做好搭配,让孩子的营养更加均衡。

营养均衡的饮食是能让自己的近视得到很好的控制的。豆类、花生、乳类、油菜、芹菜、海带等这些食物中都含有丰富的钙质;动物肝脏、蔬菜、核桃、紫菜等食品中都含有丰富的磷;新鲜蔬菜和水果中有大量的维生素C;在动物的肝脏和乳制品中都有维生素U;这些食物都对我们的眼睛有很好的帮助,能通过对我们身体营养的补充,而辅助治疗近视。

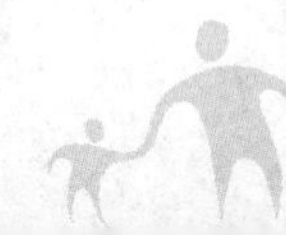

不要吃辛辣食物,不要食用一些有刺激性的食物,这样不但对我们的身体不好,而且不利于我们的眼睛。要是吃太多的甜食,也对我们的眼睛产生非常不利的影响。

孩子:掌握正确的用眼方法

我们如何才能做到预防近视呢?

(1)读书和写字的时候要让自己的姿态保证正确。眼睛和书本之间的距离要保持在30厘米左右, 但是要根据自己的身高情况,调节好自己和书桌之间的距离。

(2)所处的光线要适合自己的眼睛。不能让自己在强光下看书,这样对于自己的眼睛是有很大刺激的。特别是在正午的时候,此时的阳光是最刺激的,这样会对自己的眼睛产生很大的影响。

(3)经常远眺。我们每学习1个小时左右,就一定要让眼睛休息,远眺或者眼部按摩,这样才能让自己的眼睛缓解疲劳,让自己的眼睛更加健康。

(4)看电视时间不应超过1个小时。在重大节假日看电视时,每隔30~60分钟应休息一会儿,座位距离电视机要在2米以上。

(5)加强体育锻炼。调查研究表明,同样的用眼时间,体质弱的人更容易患上近视并且视力下滑也更快, 所以加强体育锻炼,增强体质是非常重要的。这里首要推荐的活动是放风筝和打乒乓球。因为这两种运动最能够放松眼肌的紧张状态, 促进眼球组织血液循环和代谢, 从而减轻眼睛疲劳,改善和提高眼肌功能。

(6)定期检查视力。每学期要定期检查视力,并且坚持

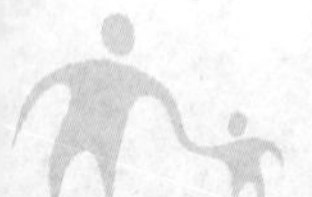

每天做两次眼保健操。

(7)及时治疗。如果发生了近视,应及时到正规医院治疗。

8. 保护听力:爱护孩子的耳朵

听力对每个人都是非常重要的，假如我们的听力不好的话,会直接影响到我们的学习和生活。而鉴别听力是否有问题的方法非常简单,如果出现听不清或者是听不见,就基本可以断定是我们的听力出现问题。有时孩子看电视时把电视声音调得越来越大,或者是说话的声音越来越大,这个时候我们就有必要考虑是不是孩子的听力出现了问题。如果家长在生活中也碰到类似的生活情况,比如,听别人说话越来越听不清，看电视或者是听广播的时候也越来越听不清,需要把声音开得很大才能听见的话,那很有可能就出现了听力问题,有必要去医院检查一些我们的耳朵。

家长在孩子还处在幼儿的时期就可以发现孩子是不是有听力问题,如果有的话最好及时去医院进行科学正规的检查。有些孩子在幼儿时会出现:反应迟钝、学话较晚、学话的时候口齿不清等,这些都能反映出孩子的听力可能出现了问题,最好去医院进行系统的检查。

听力对我们的重要性不亚于视力,因此,我们要好好保护自己的耳朵,让自己的耳朵能更好地为我们所用。

父母:保护好孩子的耳朵

耳朵对于孩子是非常重要的,在成长的过程中,学习、

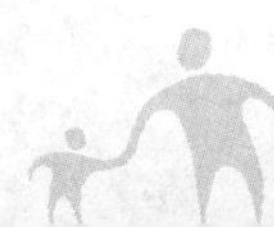

生活、与人交流，都需要有正常的听力。因此我们必须保护好孩子的耳朵，让孩子拥有良好的听力。下面我们介绍几种生活中必须要注意的事情，防止孩子的听力受到损伤。

(1) 不要让孩子看电视或者听广播的时候把声音开得过大，时间长了会影响孩子的听力。

(2)不要长时间戴着耳机听音乐，更不能把声音开得过大，这样时间长了会影响听力。

(3)在噪音非常大的地方不要长时间逗留，这样会对孩子的耳膜产生严重的影响，时间长了可能会致聋。

(4) 如果做跟音乐有关的事情，要注意保护自己的耳朵，不要被过大的声音伤到耳朵，如果打鼓或者进行重乐器的操作，最好带上耳塞，这样不但能保护耳朵，而且也不会让自己听不见声音。

(5)掏耳朵的时候要注意，不要掏得过深，可以使用棉棒进行清洗擦拭。这样可以保护我们的耳朵内部不受到伤害。

除了防止孩子的耳朵受到不必要的伤害外，还要学会及时辨别出孩子的听力是否有问题，而婴幼儿的听力问题是最难以发现的，我们可以尝试一下几种方式判别孩子的听力是否有问题。

(1)出生不久的孩子对声音不敏感，即使声音很大也没有反应，或者是反应很迟钝。

(2)当还是三四个月大小的时候，你跟孩子说话或者是大声地呼喊，他(她)都没有反应下。

(3)孩子半岁的时候对噪音没有反应，即使对父母的呼喊也没有及时的反应。

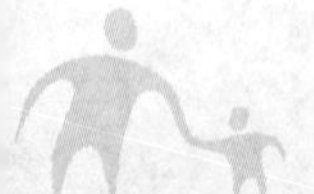

上述的方法也许非常简单，但是却能有效地判断是不是孩子的听力有问题，最重要的是能及时地发现孩子的病症,及时给予治疗。

孩子:爱护自己的耳朵

能有一副好耳朵对我们的生活和学习都是非常有益的,不但是我们生活中非常好用的工具,更是我们享受生活所不可或缺的。

现在很多人都喜欢用听音乐这种方式来放松自己,而且都习惯戴耳机,不但方便而且能让自己的听得更清晰,还不会打扰到别人。但是,殊不知长时间戴耳机听音乐会对耳朵产生极大影响,如果是在嘈杂的环境下,听音乐就要开更大的声音才能听清楚,这无疑让耳朵承受了更大的负担。长时间这样的话,对耳朵的损害非常大。

我们一定要保护好自己的耳朵，除了不过度地使用它,更要在日常生活中注意如何保护和使用它。以下几点要注意:

(1)不要长期在噪音过大的环境里停留,即使必须待在那里,也一定要带上耳罩等物品保护好耳朵。

(2)防止耳朵进水,特别是污水。在平常洗澡或者游泳的时候,要注意保护好耳朵,最好带上耳塞,不要让耳朵进水。如果是脏水就一定要及时排除、消毒,不然可能会引发耳炎。

(3)不要戴耳环,耳朵边上的肉非常嫩,如果长时间戴着耳环的话,会把耳朵拉伤。

(4)不要乱服药物,有些药物的副作用非常大,它可能会影响到耳朵的健康,甚至会导致耳聋。

(5)不要过度使用耳朵,在使用一段时间后,最好找个安静的环境让耳朵得以休息。

9. 保护牙齿:养成良好的口腔卫生习惯

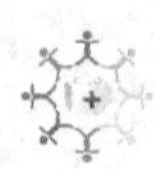

口腔是一个极为复杂的环境,生长着多种细菌。人健康的时候,和这些细菌,相安无事。然而,当人患病或长期用药时,口腔的有益细菌就会受抑制,危害人体健康的细菌就可能繁殖、增多,进而引发疾病。所以,青少年应养成良好的口腔卫生习惯,保持口腔健康。

与口腔卫生有关的疾病主要有龋齿、牙眼炎和牙周病。龋齿是青少年口腔的常见病、多发病。

龋齿俗称为"虫牙",是牙齿硬组织逐渐被破坏的一种疾病,发病开始在牙冠,如不及时治疗,病变继续发展,形成龋洞,终至牙冠完全破坏消失。

预防龋齿的发生,最重要的一点就是保持口腔清洁。青少年应该从小养成良好的口腔卫生习惯, 在早晨和晚上都要刷一次牙,每次吃完饭以后都要漱口。睡前刷牙是最为重要的,经过一个夜晚,细菌在口腔内大量繁殖,对口腔非常不好。刷牙的时候也要十分注意,刷牙应该顺着牙齿的顺序来刷,从上往下刷,再从下往上刷,这样就能刷得比较全面。

孩子一定要用软的牙刷, 刷头的大小要按照孩子牙齿的大小来定, 不能过大或过小。牙刷一般是用尼龙丝制作的,这样能防止细菌存活。此外,还要保证牙刷的清洁,不能让自己的牙刷存在大量的细菌,否则会感染我们的口腔。

对于牙膏也要认真选择，要根据自己的牙齿情况选择合适自己的牙膏。如果有些上火,我们就选择一些能下火的牙膏来使用。有些人的牙齿比较容易过敏,我们就可以选择一些能抗过敏的牙膏。自己要是没有准确的认识的话,就要咨询专业医师,这样选择的牙膏应该是比较好的。

有一部分牙膏是具有治疗功能的。如果选择的牙膏不能针对我们的病症的话,就会让我们达不到想要的效果,甚至有可能出现副作用。有一些牙膏是带有一些苦辣味道,如果长期使用会让人胃部难受,导致肠胃不适。而有些牙膏有色素,要是长期使用就会让牙齿失去亮丽的光泽。

除了刷牙,可以食用一些对牙齿有好处的食物,这样能让我们的牙齿更加健康。平常要多吃一些较为粗糙的食物,以及含有纤维的食物,充分咀嚼,这样就能增强自己牙齿的坚固度,还有能让牙齿更加清洁。咀嚼硬的食物能增加牙齿周围的肌肉强度,增强牙齿的咬合力。

糖是破坏牙齿健康的罪魁祸首。要是牙齿长时间地和糖分接触,这样滋生细菌的可能性就比较大了,从而更容易长虫牙。最好不要长时间地大量食用甜食,而且每次吃了以后最好漱口,不然就可能会得蛀牙。

喝茶对预防龋齿也有很好的帮助。茶叶内部含有氟,氟离子和牙齿内部的钙质很容易发生反应，从而形成氟磷灰石,这就形成了一种保护层,使牙齿提高防酸抗龋的能力。

俗话说:“牙疼不是病,疼起来要人命。”而对这句话有最深体会的一定是那些牙齿出了问题的人。保护牙齿应该从小做起,青少年应该注意口腔卫生,养成早晚刷牙,饭后漱口的好习惯,预防龋齿等口腔疾病的发生。

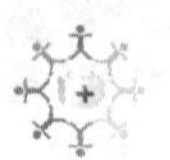

父母:控制零食,保持孩子口腔卫生

父母要少给孩子吃糖、小食品或零食,因为这些东西吃多了不但会伤害孩子的牙齿,还会使孩子发胖。食物里含有的防腐剂以及添加剂会对孩子的生长和发育产生严重的影响，而且这些垃圾食物除了高脂肪以外可以说是全无营养的。

此外，父母平时可以带孩子去医院定期做牙齿的全面检查,这样能够及时发现牙齿可能出现的病变,对预防龋齿的发生也很有帮助。一旦发现孩子得了龋齿,一定要及时到牙医那里医治，因为龋齿在发生的早期，治疗起来相对容易,如果出现了龋齿而不进行治疗,那么慢慢地龋齿就会发展成龋洞,久而久之整颗牙齿就会脱落。

孩子:学会正确的刷牙方法

一口漂亮的牙齿对人的外在形象来说非常重要，即便外表看起来非常不错的人，如果开口说话的时候露出了不整洁的牙齿,就会令人产生不好的感觉。所以我们可以看到,几乎所有的节目主持人(广播除外),都有一口漂亮的牙齿。

当然,牙齿不仅起到美观的作用,还是我们发音、吃饭必不可少的硬件配置。因此,保护好牙齿是非常必要的。而要保护好牙齿,学会正确的刷牙方法非常重要。

(1)刷牙后要比较彻底的清洗,并且将水分尽量地清除掉。然后把牙刷头朝上放置在杯子中。最好把牙刷放在通风,并且有阳光的地方,这样就能尽量地杀死细菌。如果长

期在潮湿的环境下放置着,就容易产生细菌。因此,为了避免感染疾病或影响健康,保持它的通风干燥非常重要。

(2)最好同时准备两个到三个牙刷交替使用,这样能让其他的牙刷处于干燥的状态, 对有牙龈炎或者是牙周炎这样的牙齿病症的人非常有好处。交替使用牙刷,也能让牙刷有时间恢复它的弹性。

(3)要是使用的牙刷已经失去了弹性,开始散开、卷曲的话,就要赶紧更换,不然对我们的口腔和牙龈都非常不利。

(4) 集体生活的孩子应该在每周彻底对牙刷进行一次消毒。

(5)不要和别人合用牙刷,防止疾病相互传染。

(6)对于已患上感冒的人来说,在身体好了以后就要把牙刷彻底清理一遍,不然病毒有可能通过牙刷上残留的病毒让我们再次感染。

要提醒孩子们的是,是饭后最好不刷牙。不少人有饭后立即刷牙的习惯,口腔专家的研究认为,我们在饭后不要马上就刷牙,因为这样是有害我们的健康的。因为牙冠的表面覆盖有珐琅质,在我们吃饭以后,珐琅质变得比较松软,这个时候如果我们刷牙的话,珐琅质就很容易被刷掉。长时间这样的话就会让珐琅质变得越来越少,容易得过敏症。最好在吃晚饭以后漱口,然后等几个小时以后再刷牙。

很多人想让自己的牙齿干净, 就在刷牙的时候非常用力,而且刷牙刷很长的时间,这样对牙齿不好,会损伤牙齿上面的保护膜。刷牙的时间应在两三分钟左右,用力也不要过大。

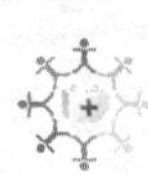

第五章

从此心中不再有阴霾——心理健康学

心理健康是一个人成长的先决条件。在我们的成长过程中，会经历很多东西，例如，受苦、磨难、挫折、成功等，这些都会使我们的情绪不断起伏。

没有人的心灵永远一尘不染，重要的是，我们要学会不断调整，使自己的心灵始终处于良好的健康状态，让自身的各个方面都得到全面的发展。

1. 戒除网瘾：从此不再沉迷网络

毫无疑问，现在互联网对我们而言已经非常重要，网络的信息形形色色，五彩纷呈，它给我们带来了大量的信息，是我们学习、交流、娱乐的重要平台。但是它也是一把双刃剑，在帮助我们的同时，也给我们带来了潜在的危害。自制力不强的青少年在好奇心驱动下会网上接触一些色情信息、暴力游戏等很多不良信息。此外，很多青少年在网上容易放纵自己的行力，认为在网上说谎算不了什么了不起的事情，无所顾忌。

此外，有些网上信息很新奇、很刺激。这对于好奇强的青少年来说，都有着非常大的吸引力，让他们很容易接受到一些不良信息。这些信息在某种程度上会让青少年产生网瘾,影响青少年的身心健康,甚至会影响孩子成年以后的生活。有些孩子因为网瘾而脱离社会,脱离现实生活,和家人、朋友都没有了共同语言。慢慢的,孩子变得孤独、消极、思维迟钝,有些孩子还会有自杀的念头,这在医学上称为互联网成瘾综合征。它现在的危害正日益加重,威胁着青少年的身心健康。

有网瘾的孩子在患病初期,精神上非常依赖网络,极度渴望上网,要是不能上网的话就会情绪低落、焦虑、抑郁等。再严重一些就会有身体的依赖,会出现头昏、双手不停地颤抖、食欲缺乏等症状。

我们每个人都要清醒地认识到沉迷于网络的危害性,同时要防患于未然,加强网络成瘾的预防工作。

父母:帮助孩子戒除网瘾

如果发现孩子不幸已经染上了网瘾, 父母切不可破罐子破摔,任其发展,而是要积极地矫治。

(1)更新观念,正确认识网络。父母不能因网络存在的种种问题,就谈网色变,不让孩子上网。优秀的父母要善用网络,引导孩子选择有利于他们成长的网站健康上网,为孩子引好路。由于孩子大都自制力较差,所以作为父母就一定要在适当的时候提醒孩子, 告诉孩子上网的时间要有所控制, 并且要告知孩子上网不要去看一些有色情与暴力内容的网站。

(2)营造轻松、和谐的家庭氛围。温暖、轻松、愉悦的家庭氛围能让孩子健康成长, 也能从心理上给孩子更多的满足,从而避免孩子迷恋网络。因此,在日常生活中家长要多

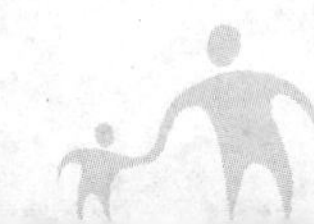

鼓励孩子；让孩子独立去做一些家务或其他力所能及的事，并且让孩子长期坚持做下去；要和孩子和平、平等的共处，有事一定要和孩子商量，得出一个相互都能接受的处理方法。要时刻了解和关心孩子的身体，也要了解孩子的心理状况，要及时地了解孩子的负面心理状态。

(3)帮助孩子进行兴趣转移替代。挖掘孩子除了上网以外的兴趣和爱好，如游泳、打球、爬山、下棋等，邀请孩子的同学一起进行这些活动，或者每天固定一个时间跟同学玩，转移注意力，用现实的方法替代网络带来的乐趣。

(4)隔离法。有些孩子明知过度上网的种种危害但仍然不能自制，这时父母可以帮助孩子与网络隔离，并且在隔离时间内为孩子培养其他的兴趣爱好或者重新安排紧张有序的生活。

(5)咨询专业人士。如果觉得孩子已经沉迷于网络无法自拔，可以寻求专业心理咨询师的帮助。这没有什么大不了的，就像身体不适时需要去医院看病一样，心理感到不适，也需要寻找医生的帮助。

孩子：预防网瘾的形成

要预防网瘾的形成，我们要做到以下几点：

(1)了解网瘾会带来的不良后果。经常问问自己：我正在伤害哪些人？我因为上网成瘾而没有学到任何本领，将来如何养活自己？我是否愿意自己抛弃自己？在迷上网络之前，我有很多迷人的特点，现在我还是那个诚实、可靠、负责的人吗？我是否真的愿意继续失去自我？

(2) 不要把上网作为逃避现实生活问题或者消极情绪

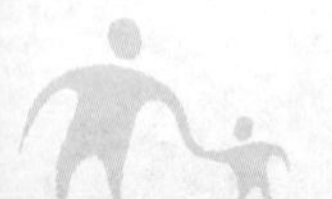

的工具。人们常说“借酒消愁愁更愁”,上网也是如此:“借网消愁愁更愁”。上网只是暂时让自己的注意力得到了转移,暂时忘却生活中的烦恼。可是上网一段时间以后,发现自己的问题仍然没有解决,只不过逃避了一段时间,让自己在网络中获得暂时的自由,带来的结果只能是浪费了时间,让事情越来越难解决,也可能会让你陷入网络世界不能自拔。与其这样,还不如自己早点去面对生活中的问题,用那些时间也许能想出解决问题的办法。

(3)上网之前先订目标,限定时间。在上网之前最好想清楚自己上网的目的,可以把自己的想法写在纸上,然后上网的时候有目的地上网,从而让自己在上网的时候不把时间浪费在一些与目标无关的事情上。

(4)建立良好的人际关系网络。有网瘾的青少年在处理人际关系的时候会存在很大的问题, 因为自尊心过强或自信心不足等原因,孩子的内心会有一定的自卑感。让孩子有一个良好的人际关系,这对于孩子的成长是非常有利的,也能帮助孩子预防网瘾。在生活中真诚地面对自己的朋友家人,乐于助人,增强自己的沟通能力,让自己有一个良好的关系网。这样,在自己遇到困难的时候,就会有人可以倾诉。

(5)保持正常、规律和丰富的生活。按时起床、休息,刚开始可以强制自己做,或让家人和同学提醒自己。坚持一段时间后,就会形成习惯。要养成良好的饮食习惯。积极参加体育锻炼,参与学校的各项活动。注意培养和发展多种业余爱好,学会自娱自乐,这些都能有效地减轻抑郁和焦虑,也能帮助我们预防对网络的迷恋。

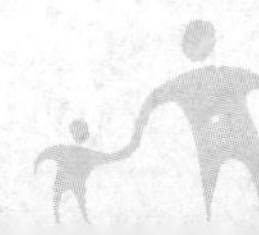

2. 戒烟与酒:成熟与不良嗜好无关

很多青少年都喜欢追求自己的独特个性，为了打发时间,或彰显自己“成熟”的一面,很多人就染上了抽烟、酗酒等恶习,影响到自己的身心健康。

(1)吸烟

《2010年中国控制吸烟报告》显示,我国青少年吸烟率为6.3%,并呈上升趋势。吸烟是一种不良嗜好,对青少年的健康危害特别大,对他人(被动吸烟者)和环境都有有害影响。由吸烟而死亡的人比车祸死亡的几率要大得多,很多人把吸烟当做一种慢性自杀。

研究表明,烟草中含有毒物质20多种,烟雾中有害化合物多达300种以上。长时间抽烟的人会对喉部以及气管的黏膜造成很大损伤,经常会咳嗽,患上肺气肿、肺心病等疾病。而且烟草中有亚硝胺、砷等很多致癌物质。开始抽烟的时间越早,早患病的几率也就越大。

烟雾中所蕴含的一氧化碳会让氧气和血液中的血红蛋白不能相互结合,直接导致血液中的含氧量变低,损伤器官的供氧技能,伤害到心脏和肺部功能。长时间抽烟的话,会让动脉内壁出现水肿，这样就会直接影响血液的流通明显减少,进而引发冠心病。

吸烟的人体内的金属含量会非常高，所含的镉会让骨骼脆弱。患上节段性回肠炎比不抽烟人的发病率高4倍左右。而且烟草中的尼古丁直接损害血管,导致营养不良,皮肤快速老化,没有弹性以及光泽。青少年器官发育还没有成

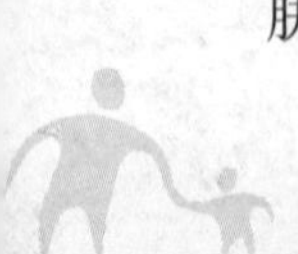

熟,过早抽烟会让身体机能过早下降,因此,抽烟越早,得以上疾病的可能性就越大。

很多青少年觉得抽烟非常有气派,也有人因为好玩才抽烟。有些人躺在床上也会抽烟,因为烟草而引发火灾的实例也是非常多的。因此作为青少年一定不要去吸烟,这样是对身体不爱惜的行为。

(2)酗酒

很多青少年喜欢喝酒,不管是聚会还是日常生活,都会喝酒。这对青少年是非常不利的,很多青少年就是因为喝酒过度而走上犯罪道路的。

让青少年适量地喝一点啤酒或葡萄酒,有解除疲劳、增进食欲和帮助消化的作用。但是,如果经常饮酒过量,就会严重危害身体健康。

肝脏是人体最重要的解毒器官,也是合成胆汁、储存肝糖原的脏器。有百分之十的酒精是随着尿液和汗液排除的,剩下的90%经过肝脏而分解处理。但是肝脏的能力也是有限的,如果饮酒太多了的话,就会让肝脏负担加重,还会引起脂肪肝,导致消化系统以及自身的免疫力、抵抗力开始下降。

大量饮酒的人会出现酒精中毒,有些症状比较轻的人会颜面潮红,头昏、乏力,严重的还会体温下降,要是不及时抢救的话,就会有生命危险,即因中枢神经麻痹而导致死亡。长期喝酒的人会出现智力、记忆力大幅度下降,消化系统和免疫系统减退。

我们知道,人类的语言与行为都是由大脑的皮层发出相关的指令,而大脑对于酒精是十分敏感的,长时间喝酒的话,就会导致大脑发出的信息出现错误和紊乱。有人醉酒后

会出现胡言乱语的行为，就是中枢神经在酒精的作用下出现了信息的紊乱。

此外,因为青少年的各个器官仍处在发育过程中,神经系统还没有发育完全,饮酒会使视力严重减弱。而且过度饮酒对于精子、卵子会有影响,这样就会直接影响到下一代,甚至导致孕育弱智和畸形儿的悲剧。

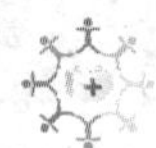

父母:帮助孩子戒烟与酒

烟酒在日常生活中随处可见，也已经成了大人们交际的重要工具,这在很大程度上对青少年产生了不良影响。父母要让孩子认识到,吸烟、酗酒对身体百害而无一利,并不是成熟的表现,也不是判断自己是否新潮的标准。

吸烟和酗酒成瘾只是一种顽固的习惯,它不同于吸毒成瘾。戒烟和戒酒的过程中不会有什么痛苦的生理状况,因此是很好戒除的。但是要是吸烟时间比较长的话,那么戒烟的过程中有时也会产生不良反应。

(1)戒烟

父母要让孩子认识到吸烟的危害性，并且对戒烟有足够的认识。一般来说,戒烟的过程总会让人感觉不舒服,要鼓励孩子坚持下来,戒烟几天后,这些不舒服的症状就会消失,味觉和嗅觉也会好起来。

很多孩子在戒烟后受到引诱而复吸，因此父母可以帮助孩子寻找一些替代吸烟的方法：我们可以想办法让孩子的手闲不下来,和他做一些游戏,让他吃糖或者是刷牙,这样就能让他不再想那些味道。

当孩子戒烟时,就不要让孩子去参加聚会,因为那种场合有可能引诱孩子吸烟。可以带孩子参加体育锻炼，如游泳、踢球等。经常运动会使孩子心情开朗,冲淡烟瘾,同时,运动能让紧张的心情得以镇定,还能消耗热量。

(2)戒酒

父母要让孩子认识到酗酒的危害，可以采用教育的方式,比如通过电视节目、图片、讨论等方法,让孩子对饮酒有一个科学的态度和认识。

● 孩子:抽烟喝酒不能学

很多孩子都知道抽烟是不好的习惯，就连烟盒上都标着“抽烟有害健康”,可还是有不少人跟香烟做了朋友。究其原因，一方面是因为害怕不会抽烟会被认为“缺乏男子气概”;另一方面,则是对吸烟的危害性认识不足。

其实,有没有男子汉气概,跟抽烟还是不抽烟一点关系都没有。决定你够不够男人的关键在于你内心是否坚强、心胸是否宽广、性格是否豁达。吸烟不会给你带来男性的魅力,反而会让人觉得你不够健康,特别是在公共场合吸烟,更会让人感到你没有礼貌、不够绅士。

另外,你可能会觉得吸烟有助于缓解压力,事实并不是这样的。抽烟的时候,确实能让人感到心情平静,但这并不是烟的功劳,而是因为你在抽烟的时候停止了工作或思想,如果把抽烟改成喝水或者吃零食,效果也是一样的。

而且香烟中含有很多有害物质，对身体的损伤极为严重。除了容易让你患上各种与烟有关的疾病以外,还会影响你身高和智力的发育。长期吸烟的你,很可能变成矮小或者反应迟钝的笨孩子。

还要注意的一点是，尽量不要多与爱吸烟的同学在一起。即使你自己不吸烟，吸进了他们吐出的烟雾也是会严重危害身体健康的。

除了吸烟之外，还有一些青少年爱上了喝酒。如果在节假日、喜庆之时，偶尔喝一点，也不是不可以，但是千万不能将其作为一种嗜好。否则就会积少成多，对身心健康造成影响，同吸烟一样危害巨大。

饮酒可造成多种肝病。由于酒精在肝脏分解，长期饮酒会造成肝功能减退、脂肪肝、乙醇中毒性肝硬化等。资料显示，酗酒者患上肝硬化的几率比不喝酒的要高7倍。

酒精的长期刺激可引起酒精性胃炎、胃溃疡、胰腺炎、咽峡炎、面部毛细血管扩张、末梢神经炎等。慢性的酒精中毒会让身体的心脏出现脂肪变性，从而降低心脏的弹性收缩能力，让心脏功能不正常，这样可能得上血管硬化、心律失常等疾病。糖尿病、高脂血也会因为酗酒而诱发，喝酒会导致营养不良，让自身机能下降，使身体感染细菌。

酗酒还会促使犯罪行为发生。由于酒精对神经中枢有抑制作用，一些饮酒过量的人容易激动，失去对自己行为的控制而引发犯罪。

一些劣质酒含有大量有害物质，直接损害人的身体健康。不符合国家卫生标准的劣质酒，大都含有一些诸如甲醇、杂醇、铅等对身体有害的物质。饮用劣质酒可引起中毒、失明，甚至导致中毒死亡。长期饮用劣质酒，会使毒素在体内蓄积，造成严重中毒。

更有甚者，酗酒与吸烟一样，可形成嗜酒癖好，严重影响中学生身心健康发展。资料表明，在青少年时期染上酒

瘾,就很难再戒掉,甚至会愈演愈烈,造成终身的遗憾。

我们在青少年时期养成的嗜好，到成人时想改掉往往很困难。因此,在青少年时期就应当为自己选择一种健康的生活方式,绝不酗酒、抽烟,这将使你终身受益。

3. 抵制诱惑:坚决远离赌博和毒品

赌博和毒品都是一种违法行为，因赌博和毒品导致的犯罪案例不胜枚举。但令人痛心的是,有越来越多的青少年踏入“赌门”,沾染毒品,成为让社会和家庭痛心的“小混混”。

青少年阶段是人类生长过程中最旺盛的阶段，心理和生理都不成熟,一旦迷上赌博,或是沾染毒品,都等于给自己的身心埋了一颗定时炸弹,严重影响正常的学习和生活。

(1)远离赌博

赌博和毒品一样,一旦染上,就极易上瘾。迷上赌博,很容易陷入不能自拔的境地:如果赢了,还想赢更多,会继续赌下去;如果输了,则想把损失挽回,也会继续赌下去。

青少年参与赌博往往是跟同伴一起,但凡参加赌博者，都想赢对方的钱，这样就会令彼此之间纯洁的友谊蒙上一层阴影,导致人际关系紧张,严重的甚至会诱发各种矛盾。

一些学生将家长给的零用钱拿去赌博，如果输了便向同学借钱,为了偿还赌债,甚至去偷盗、抢劫,结果毁了自己的美好前程。

赌博对青少年的身心健康是有严重影响的，会导致睡眠不好、食欲缺乏、恶心、呕吐等症状,还会导致神经衰弱、

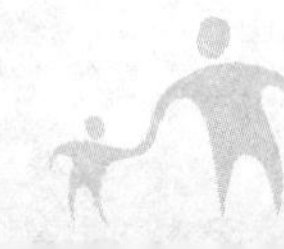

记忆力下降等。

赌博者因在乎输赢而整日提心吊胆，心绪不宁，因此变得喜怒无常。有时因债台高筑而烦恼、愤怒；有时因赌场得意而激动、狂喜。各种情绪变化交织在一起，时间一长，会导致心理、生理上的许多疾病。

经常赌博还会沾上吸烟、饮酒、偷窃、说谎、打架等坏习性。因此，赌博对中学生是有百害而无一利的，孩子们要意志坚定而勇敢地对赌博说“不”。

有人说赌博只是一种放松身心的娱乐而已，与跳绳、打篮球游戏一样。这种认识是很危险的。跳绳、打篮球等运动往往只是下课之后调节紧张身心的方式，一旦上课，就能很快脱离出游戏的状态，将精神回归到课堂上来。而且，运动之后的精神状态会更好，能够更加集中精力听课。

赌博则不然，由于涉及金钱的刺激，会让一个人变得斤斤计较，难以摆脱游戏的状态。即使是坐在教室里，也会不由自主地想起游戏时的场景来，从而影响了听课效率，会使成绩一落千丈。

因此要想不被赌博控制，最好的办法就是不要沾染。

现在社会上，赌博的形式层出不穷，有些是显而易见的，有些变相赌博则不大容易察觉。我们一定要提高警惕，不要中了圈套。

例如，一些不法经营者在游戏厅、溜冰场等娱乐场所设置的老虎机、跑马机、游戏机等赌博设施，还有网吧电脑上的一些麻将、棋牌类的游戏等。

另外，还有为了发展公益事业而由国家发行的彩票。一些孩子不知不觉地加入了彩民的行列中，但又不明白其中

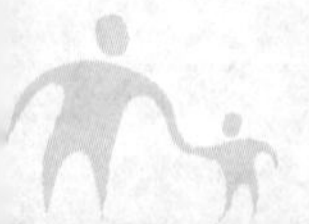

的意义,而是将其当成了一种赚钱的手段,把心思都放在了中彩票上,那就跟赌博没什么差别了。

为了让自己与赌博绝缘,我们要记住这样一条原则:收获是要靠自己努力得来的, 凡是不付出劳动和努力就可能得到收获的事情,就不要参与,这样就可以远离赌博的困扰了。

(2)远离毒品

毒品种类繁多,如海洛因、吗啡、大麻、摇头丸、冰毒等。据不完全统计,目前世界上的毒品种类已达200多种。但一般来说,毒品都有四个共同的特征:不可抵抗性,通过生理上的作用,强制性使吸毒者连续吸食毒品,更会不择手段想要得到毒品;连续使用,并且不断加大剂量,就会让人在生理上和心理上产生对毒品的依赖。无论是对自己还是对家人,都有非常大的危害。

毒品对人体健康会形成直接而严重的损害, 会对我们的身体产生严重的毒性作用。大剂量使用会让我们的身体出现器官的功能性失调,甚至死亡会让人出现嗜睡等症状。毒品能摧残人的意志和身体健康, 往往置道德、法律于不顾,甚至会为了得到毒品而杀人。

吸毒极易感染各种疾病, 静脉注射毒品会使注射毒品部位的皮肤出现脓肿,及疤痕硬结等症状,若是使用不洁注射器,极易传染乙肝、丙肝等血清型肝炎,并且不洁注射是艾滋病的主要传播途径。毒品还会严重损伤人的免疫系统,让人在病后无法自愈。

很多孩子走上吸毒的道路,并不是因为无知。通过很多报刊、杂志和书本、电视媒体的介绍,青少年大都已经了解

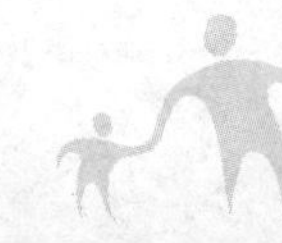

毒品的危害，但仍然有一部分孩子无法克制对毒品的好奇心，经不起吸毒者强烈的诱惑。于是，一发不可收拾地掉进了毒品的旋涡中。

还有些孩子听说毒品可以治病、减肥，让身材更苗条，义无反顾地走上了吸毒的道路。结果，身材确实是变“苗条”了，但却没有体验到健康的美，而是皮包骨头、形容枯槁。

青少年吸毒的最大特点就是群体之间交叉感染。往往是相处得比较好的同学和朋友里边有一个人吸毒，其他人就跟着走上了吸毒的道路。

由于吸毒消费巨大，很多有毒瘾的青少年为了弄到钱，采取了偷、骗父母钱物的方法，甚至不得不放弃学业，到处游荡，伺机获得钱财。男生常常采取偷、扒、骗等手段，女生则多数去“坐台”、卖淫，成为法律和道德严打的对象，毁了自己的美好一生。

生命是崇高的，不要让它结束于糜烂之中。我们要用自己的行动积极抵制诱惑、远离毒品，让生命永远保持在健康、向上的状态之中。

父母：从自己做起

青少年由于好奇心比较重，容易受到家庭环境的影响。例如：在家里，看到爸爸妈妈在玩麻将，就会好奇地凑上去想看几眼，接着又忍不住要亲自试一试身手。虽然有的家长可能会说：“小孩子，不能玩这个。”可孩子难免也会想：“大人们可以玩，为什么我不能玩？”也极可能把这种活动当成一种正常、正当的娱乐，甚至误以为是一种时尚，而深陷其中。

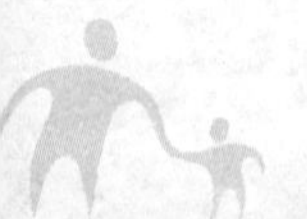

肖海的妈妈是个极喜欢打麻将的人，几乎每天下班回家都要凑上一桌。肖海从小就看妈妈打麻将，潜移默化地也就学会了一些基本的套路。但是，由于自己还在上学，一起玩的同学也没有会玩麻将的人，所以一直都没实践过。

这天是周末，中午过后，妈妈又召集了一些朋友玩起了麻将。肖海写完作业后没事干，就坐在妈妈身边看了起来。

忽然，妈妈接到单位的电话，说是需要妈妈手上的一个文件急用，让妈妈给送下去。由于别人无法代劳，妈妈只得去送材料，就让肖海代替她玩了一会儿牌。没想到肖海手气特别好，居然赢了一把。

“啪，没看出来，小小年纪，牌技还不错啊！”在座的阿姨夸赞道。

从那以后，肖海就对麻将上了瘾，总想着要玩几把。于是节假日时，他开始教身边的同学，可同学们由于一点不懂，根本就对那些方块不感兴趣，总是玩不了几把，就散了。

后来，肖海听说网上有一种麻将，跟现实中的玩法是一样的，就抱着去看看的心态玩了几把。结果，从此一发不可收拾，肖海开始控制不住自己，逃课去网吧。渐渐地，他还从网吧学会了另外几种赌博游戏，再也没有心思去学校上课了。

没有谁天生就会赌，也没有谁一生下来就要吸毒，往往是在环境的影响下学来的。为了不让孩子沾染上赌博和吸毒的恶习，父母一定要起好带头作用，主动远离赌博和毒品。

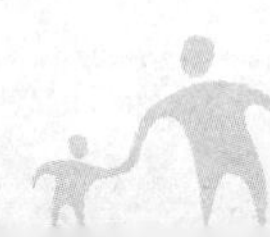

孩子:有分辨是非的能力

我们要在心里筑起一道防线,树立起强烈的防毒意识。

首先,要充分了解毒品的危害性和可能造成的后果。多参加有益的活动,不与行为不端的人或有吸毒行为的人交朋友。树立科学的人生观、价值观、幸福观,增强对毒品的抵御能力。

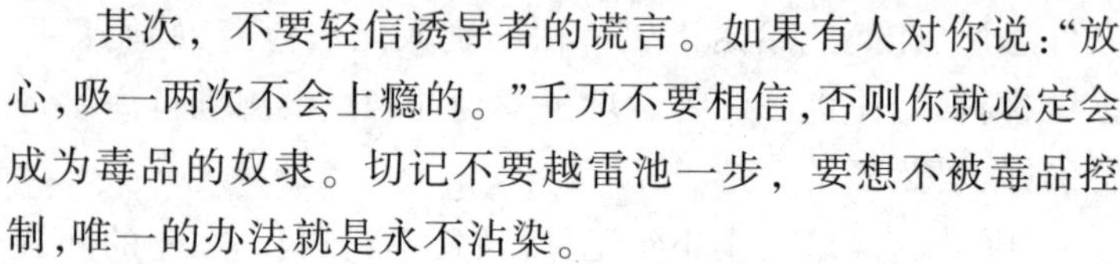

其次,不要轻信诱导者的谎言。如果有人对你说:“放心,吸一两次不会上瘾的。”千万不要相信,否则你就必定会成为毒品的奴隶。切记不要越雷池一步,要想不被毒品控制,唯一的办法就是永不沾染。

最后,预防不良分子下“毒”。很多毒贩都喜欢把毒品融入饮料、糖果等物品里,让青少年在不知不觉中走上吸毒的道路。所以一定要提高警惕,不要轻易食用别人给你的任何东西。

虽然反复强调不要接触毒品,但还是有不少孩子由于这样那样的原因走上了吸毒的道路。这时,该怎么办呢?一个字:“戒”!

小花自小在一个单亲家庭长大。母亲早逝,父亲早出晚归,努力赚钱养家,因此缺少了对小花的管教,加上小花个性倔强、叛逆,上高中时,结识了一帮社会上的青年,在他们的诱导下吸食了毒品。

为了有足够的金钱购买毒品,她开始不择手段欺骗别人,偷拐抢骗,无所不用。年老的父亲在亲戚朋友面前抬不起头来,看着小花饱受毒品的摧残和内心的折磨,父亲毅然决然地将她送到了戒毒所。

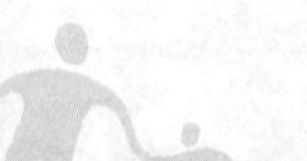

戒毒所每天都会让她看一会儿电视节目，看着电视里那些朝气蓬勃的同龄人，再看看镜中那个形容枯槁的自己，小花终于悔悟了。她全身心配合医护人员，并在他们的帮助下，通过两年的康复治疗和努力，完全戒断了毒品。

戒毒之后的小花再一次能挺直腰板走路了，父亲的脸上也露出了久违的笑容。小花说："戒毒使我从地狱回到人间，重新体会到了做一名普通人的幸福与快乐。"

如果不幸沾染了毒品，戒毒便是唯一能让你回归正常生活的通道，虽然这需要一定的时间和勇气。

在意识到了吸毒的危害之后，千万不要因为这是违法行为，就遮遮掩掩地不敢去戒毒机构进行诊治，一再拖延只能使你越陷越深。

戒毒者最好不要选择自己在家戒除毒瘾。由于知识和能力有限，你无法获得尽可能有效的治疗方法，而且容易受到吸毒者的拉拢和诱惑而再次复吸。应该选择专业、正规的戒毒所进行治疗，在那样的大环境下，会更容易获得勇气和信念。

有效地戒除毒瘾，就要树立起坚强的信心和毅力，顽强地与毒瘾做斗争。许多戒毒不成功的人都是因为缺乏这样的毅力而导致了失败。只要你对自己有信心，那就等于成功了一半。凡是坚定了信念的人，基本上都能达到脱瘾、康复的目的。

在戒毒过程中要积极、认真地配合医生的治疗，这样可以尽可能地缩短治疗时间。另外，要积极锻炼身体，这样不仅能使原本因吸毒变得十分消瘦、柔弱的身体强壮起来，还能分散对毒品的注意，对成功戒毒有很大帮助。

最重要的一点是,戒毒后坚决不再复吸。一般情况下,戒毒的周期是二至五年。很多戒毒者在急性戒断症状消失后,以为已经康复了,就中断和放弃了治疗。结果,不久后,又遭受到了延续性戒断症状的困扰,而导致复吸,前功尽弃。

因此,如果不慎沾染了毒品,就要坚决将戒毒进行到底。

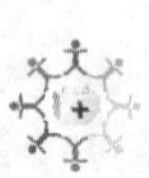

4. 做真实的自己:不向流行妥协

在路上,经常可以看到一些穿着打扮时髦的青少年,他们看上去稚嫩,身着怪异的服装,如破牛仔裤、紧身衣等,头上扎着长的或者是短的辫子,有很多的耳洞,让成年人难以接受。

当然,追求潮流本身并没有错,可是,很多青少年由于缺乏独立判断能力,往往将一些庸俗的视为时尚,或者在盲目追求潮流中迷失自己,忽略了凸显自己的风格。下面我们就来看看有哪些时尚只属于成人世界,并不适合青少年。

(1)化妆品

青少年的皮肤柔嫩, 皮肤各部分组织机能正处在生长发育阶段,皮肤中的蛋白质成分还缺少韧性,容易受侵蚀和损伤。成人用的珍珠霜、人参霜、雪花膏等的PH值较高,成人用的香水里含有80%左右酒精,花露水里含有70%左右的酒精。如果青少年使用成人化妆品,容易阻塞毛孔,影响汗液排泄,皮肤会变得粗糙,严重的会出现皮肤过敏、红斑、疙瘩等。另外,成人化妆品香精含量非常高,有些还有较多色素,这对孩子细嫩的皮肤刺激性非常大。

由于孩子皮肤韧性弹力不足,缺乏抵抗能力,在外出时可适量搽些适宜孩子用的护肤防晒品,但不可将成人使用的化妆品给孩子使用。

(2)高跟鞋

女孩喜欢高跟鞋,这样能让自己的重心向前移,能让自己不知不觉挺胸收腹,显得健美,轻盈。可是高跟鞋不是每个人都适合的,特别是没成年的孩子,最好不要穿。

在发育阶段的女孩足骨、脊椎、骨盆都未发育成熟,在外力作用下很容易弯曲变形。要是女孩长时间地穿高跟鞋就会让骨盆以及自己的脚步发生巨大变化。骨盆是以能骨、尾骨、左右骸骨、韧带以及关节相互组成的骨环,骨环在7岁左右就开始生长,一直到25岁左右才能基本定形。而骨盆作为人体重力传递的重要部位,当我们穿的鞋是平底鞋的时候,身体的重量是由整只脚来承担的,但是要是穿着高跟鞋的话,身体的重心前移,全身重量过多集中压在前脚掌。这就导致了重力传导的不平衡,对骨盆形成损伤,从而影响婚后的分娩。

另外,穿着高跟鞋的时候骨盆会发生移位,而这样的移位是不容易让人察觉的,但时间长了会导致骨盆畸形。

女性要到15~16岁才能相对发育成熟,要是太早穿高跟鞋的话,会让女性的足骨因为高跟鞋的角度而形成骨化过程,这样就容易引起骨节变形。这种情况会影响到以后的发育,会让我们的足部疼痛,在情况严重的时候甚至会影响到我们的走路和运动。

所以正在发育的孩子是不能随便穿高跟鞋的,特别是跟很高的高跟鞋,会直接造成我们的身体发育不良。

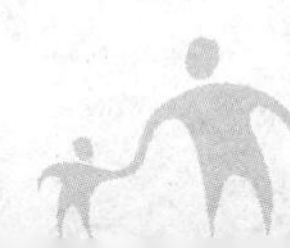

(3)紧身裤

处在青春期的女性是不应该穿紧身衣的，因为不容易散热,不能让阴部的湿气得以蒸发,容易滋生细菌。在女性的阴道会分泌出一种酸性的黏液，这种黏液主要是用来抵御和杀死外部细菌的。女性的生殖器因为黏液的分泌,总是处于一个比较湿润的状况。要是衣服宽松的话,空气自然而然就能流通了,湿气也就能散发出去,不会给细菌一个适宜的生存环境。另外,在过分潮湿的环境中,外生殖器和会阴部的皮肤经不起摩擦,就会引起疼痛甚至破损。湿润的环境会让细菌大量繁殖,从而引发皮肤和生殖器的感染。

青春期的男性穿着紧身裤的话，就会影响精子的正常分泌。精子的产生是需要一定温度的,只有在一定的温度下才能正常分泌,并且是健康的。要是青春期的男性长时间穿着紧身裤,就会让睾丸的功能受到影响。如果阴部不能及时地把汗液排出去,就会产生细菌,很可能会患上股癣、疖肿、阴囊湿疹等病症。

(4)墨镜

墨镜又叫太阳镜,当太阳光强烈时戴上它,可以保护眼睛。但是有的青少年却把它当做一件装饰品,不论天晴天阴总是戴着，这样做容易对眼睛造成损害。人的眼睛像个球体,由眼球壁和眼球的内容物构成。眼睛最里面的东西叫做视网膜,内含大量的感觉细胞即视杆细胞和视锥细胞,能接受光的刺激。视锥细胞中含有一种主管暗视力的物质——视紫红质,如果长期戴墨镜,使眼睛处于黑暗环境当中,容易引起视紫红质的大量消耗,使眼睛的暗适应能力下降,造成暗光下的视力减退。

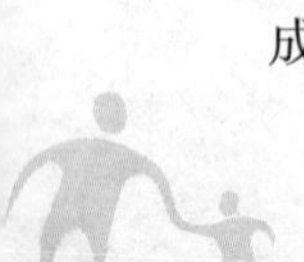

另外,在光线不足的环境中戴上墨镜,由于外界光线本来就不足,戴上墨镜必将又遮挡住一些光线,这样做只能加重眼睛的调节负担,日久必然使视力受到损害。

(5)打耳洞

现在青少年流行戴耳钉,那就必须要打耳洞,打耳洞所用的耳钉一般都放在柜台,这样的东西长时间在空气中,本身相有大量的细菌。有些人直接就在小摊位那里打耳洞,没有相关的消毒,这样就会造成感染。

在耳朵上部打洞是很危险的事情。耳郭上方是软骨,几乎没有血管。这些部位要是感染的话,难以愈合,抗生素在没有血液循环的情况下,一般是难以起到作用的。要是感染扩大的话,就会化脓,耳郭就很可能坏死,如果出现这种情况,就要去相关的医院进行手术了。

父母:别给孩子用化妆品

有些年轻妈妈为了把孩子打扮得漂亮些，喜欢给孩子擦化妆品,如抹口红、涂指甲油等,这样做对孩子而言是非常不健康的。

化妆品中含有多种化学成分，有些成分甚至对身体有害,可能被孩子娇嫩的皮肤吸收或引起过敏反应。口红能吸附空气中的灰尘、细菌、病毒等有害物质,在喝水或进食时易进入人体内而致病。

孩子:不盲目整容

现在,随着追星的风潮,很多男生女生对于明星的崇拜越来越疯狂,也对他们美丽帅气的容颜感到十分羡慕。于是,

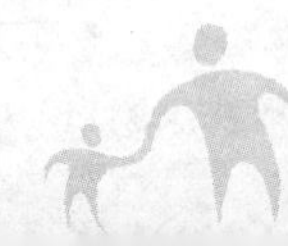

当听说很多明星都有过"整容史"时,想要变得更完美的心理就促使不少少男少女走上了整容的手术台。却不知道,整容是存在很大的风险的,特别是青春期的孩子。

首先,并不是所有的整形手术都适合于每一个人,别人的鼻子或者眼睛安在你的身上未必好看。

其次,整容的费用很高。一般做一个简单的割双眼皮、隆鼻等整容手术就价格不菲,而做这样的手术又往往得不到家长的同意。所以,少男少女们只能拿出自己仅有的积蓄,选择不太正规的医院,这样就很容易增加风险。

再次,青少年本身骨骼等还没有完全发育成熟,做整容手术很容易导致骨骼变形甚至发生病变,并会随着生长发育而影响到整容的效果。

其实,做整容不仅浪费钱、伤身体,而且是完全没必要的事情。容貌不管美丑,都是父母赏赐给你的礼物,我们应该懂得珍惜。每个人都有自己的特点,社会才会变得丰富多彩。如果人人都长得一样,岂不是件很没有意义的事情?

所以你完全没有必要为哪个部位长得不完美而感到自卑。刻意的修饰并不能为你增添自信,反而会让你因为觉得自己的完美是整出来的"假象"而更加难于承受。自然美才是真的美,只要你充满自信地露出笑容,你就是那颗最耀眼的明星。

5. 清除负面情绪:学会调节自己的情绪

要是别人问你:你能对自己的情绪负责吗?可能大家会认为,情绪不是能随便控制的,该高兴的时候就高兴,该伤

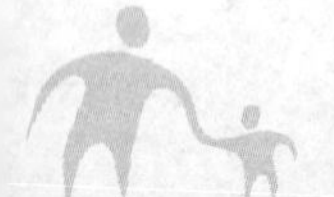

心的时候就伤心。

心理学家告诉我们,其实情绪是可以控制的。

有一个很多人都熟悉的故事:

有两个秀才一起去赶考,在路上,他们遇到了一支出殡的队伍。看到那一口黑乎乎的棺材,其中一个秀才心里立即"咯噔"一下,凉了半截,心想:完了,真触霉头,赶考的日子居然碰到这个倒霉的棺材。于是,他的心情一落千丈,走进考场后,那口"黑乎乎的棺材"一直萦绕于脑际,挥之不去,文思枯竭,结果名落孙山。

另一个秀才也同时看到了那个"黑乎乎"的东西,当时,他的心里也"咯噔"了一下。但他转念一想:棺材,官……财……,噢,那不就是有"官"又有"财"吗?好兆头啊!看来今天我要鸿运当头了,一定高中!于是他十分兴奋,情绪高涨,走进考场后,文思泉涌,果然一举高中。

第一个秀才看见棺材后认为是"触了霉头",导致情绪不好,落得个名落孙山的结果;而另一个秀才看到棺材后认为是"好兆头",情绪高涨,结果金榜题名。

这个故事告诉我们,在遭遇某个事件时,必须尽量避免那些不合逻辑或有失理性的思考角度和思维方法。只有理性地思索和认识,学会冷静的思考和合理的认知,才能减少甚至消除不良情绪的反应。

在我们的生活中,有些人会因为坚持而成就事业;也有人因为难以克服竞争对手所带来的压力而崩溃,甚至因为失败而自杀。有的人抱怨自己销售的产品卖不出去,他们抱怨产品、顾客,但是却不抱怨自己的无能;有的人不仅把产品卖出去了,还卖得非常好,受到大家的欢迎。

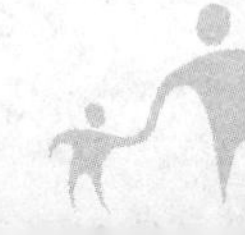

所有的一切都说明,情绪是可以控制的。其实我们要战胜的不是敌人,不是对手,只有自己,我们唯一的敌人只有自己。

每个人都必须为自己对事物的看法承担最终的结果。一定要将事情向好的方向引导，这就要有一个积极健康向上的心态。一个比较消极的人,对所有事情的解释都是消极的,永远也无法达到成功。而有积极情感的人,做什么事情都是积极的,永远只会找解决事情的方法,最后大多会得到一个好的结果。而这样的结果到最后又会产生更积极的情绪,这样就会形成一种良性循环。

卡耐基曾经写道:“没有人能有足够的情感和精力，既抗拒不可避免的事实,又创造一种新的生活。你只能在这两者之间选择一样，你可以在那不可避免的暴风雨中弯下身子,也可以因抗拒它们而被摧折,关键是你面对挫折的态度。”

父母:教孩子用正确的方式发泄情绪

在心情不愉快的时候，随意对他人发脾气是一种不好的行为,虽然自己的怒气发泄了,但是别人却无缘无故地受到了伤害,久而久之,喜欢乱发脾气的孩子就会陷入人际危机中,然而,人在生活中难免会遇到一些心烦的事情,如果得不到及时的发泄,一直放在心里,久而久之,就会憋出心理和身体上的疾病来。所以,作为家长,一定要用自己的经验和学识,帮助孩子解决情绪问题,尽量让孩子的不良情绪得到控制。为此,家长可采用以下方法。

首先,作为家长,一定要让孩子有良好的沟通能力,学会将自己的情绪释放出去,不能让孩子变得自我封闭。父母

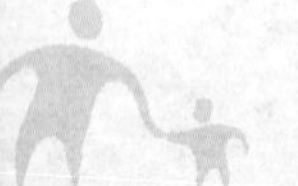

也要经常询问孩子的烦恼，让孩子说出自己的苦恼。平常很多家长发现孩子在小的时候非常愿意和家长说自己的心事，但是长大以后就不再喜欢说了。日常的生活中，任何事情都是一点点积累出来的，在成长的过程中，很多孩子都是因为自己对家长倾诉的时候得不到重视，慢慢地就不再愿意对家长倾诉了。

其次，让孩子深呼吸3分钟。学会控制自己的怒气，是排解不良情绪的第一步，深呼吸可以有效地化解孩子的怒气，在孩子有不良情绪时，也可以让其听听音乐、出外郊游，释放自己情绪。

再次，父母可以教会孩子自我疏导，自我释放。其中一个重要的办法就是写日记、博客。让孩子每天写下自己对生活的感受，孩子的日记，其实就是他负面情绪的垃圾桶和发泄口。

孩子：摆脱忧虑的心理

“杞人忧天”是一句大家都很熟悉的成语，它出自《列子》中记载的寓言：

杞国有一个人，整天吃不好饭，睡不着觉，终于得了重病。他的一个朋友为他担忧，关切地问：“你有什么忧愁的事吗？”

这个人叹了口气说：“唉！我担心天会突然塌下来，地会突然陷下去，我的身体到哪里去躲藏呢？”他的朋友就开导他说：“天，不过是一团气积聚起来的，没有一个地方没有气，你伸展身体、俯仰、呼吸，每时每刻都在天中活动，你为什么还担忧天会塌下来呢？”

这个人又说:“这天如果真的是一团气积聚起来的,那天上的日月星辰,不是都要掉下来了吗?”他的朋友又劝导说:“日月星辰,只是那一团气体中有光耀的一部分,即使掉下来,也不会伤害人的。”

这个人又追问:“那么,地陷了,人又怎么办呢?”他的朋友又说:“地,也不过是堆积起来的土块,它塞满了四面八方所有空虚的地方,没有一个地方没有土块,你跨步、跳跃,每时每刻都在地上活动,为什么还要担忧地会陷下去呢?”

这个人听后,总算是放心下来,高兴极了。

后来,人们就用这个故事来比喻毫无必要的担心。

生活中,有很多人和他一样,让忧虑干扰了自己的生活。

人生活在这个世界上,肯定会遇到千奇百怪的事情,面对一件事情,很多人都会有自己的处理方式,心态好的人往往会调节自己的心态,让自己把事情做好。也许某事让他非常难过,但是他会随时间流逝而慢慢淡忘,而不会让忧虑变成阻碍自己的事情。

我们每个人都有可能会为一些事情烦恼,其实这些事情在我们的人生中不算什么。假如我们把自己的烦恼无限放大,把所有的注意力集中在小问题上,就会把问题过度放大。如果我们能够学会不为琐事烦恼,我们也就克服了忧虑的情绪。

6. 拒绝偏执:不做钻牛角尖的“章鱼”

很多孩子在交往当中都会偏执,这是一种障碍。“偏执”

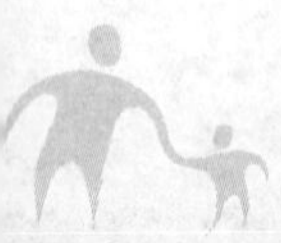

和"有主见"是两个完全不同的概念。"有主见"说的是自己对事物的正确理解;而"偏执"却是遇到什么事情都固执地坚持自己的看法,即使被事实证明是错误的,也不会承认自己的错误。"有主见" 绝对是我们将来成功的重要条件,而"偏执"是我们失败的最大敌人。

偏执的孩子往往有两个特点:一个特点就是自负,往往是对自己的评价非常高,脱离实际情况,固执己见,独断专行。最明显的特点就是把自己的失败的缘由归结到别人身上。二是多疑,十分敏感,总是觉得别人想要和自己作对,常常处在非常警惕的状态。经常把别人善意的行为看做是敌对的行为,感觉别人总在和自己作对。以上的两个特点,会让这种性格的人不受大家欢迎。

偏执型人格大多都是从青春期的时候开始形成的。男性和女性都有很多,而且女性偏多。最为明显的一个表现就是偏激、爱发脾气。这样的性格会让自己所处的环境越来越不利,时间长了甚至会引发偏执型精神病。

通常情况下,有这种性格的人以自我为中心,貌似很自我,非常强大,但是,其实是非常弱小的人。原因就是他们的内心对外部世界非常恐惧,因此就会反对他人的观点。他们往往是十分脆弱的, 并且总是觉得自己的想法比别人的要正确得多。他们用这样的方式让自己显得非常强势,蔑视他人的一切。所以,有这样人格的人,人际关系是非常失败的。

事实证明,偏执心理具有相当强的稳定性,一旦形成,要想矫正比较困难, 这会给我们的生活带来很多麻烦。因此,我们应该及时调节心理,从不同的角度和立场去看待发生在我们身上和身边的事情,以校正偏执心理,并有效地阻止其发生。

(1)用反推法来论证并推翻自己的想象。一般来说,偏执的人都容易将某种偶然看成必然, 将他人的无意之举看成故意行为,并且将这种故意无限放大,把事情的发展方向往坏的方面去想。所以,针对这种情况,我们可以从相反的方向进行反推,从而论证自己的想象。例如,老师在审阅试卷时,错判了一道题。偏执型心理的人会认为老师是故意和自己过不去,那么我们可以从老师故意错判来推,推出老师这样做的目的, 然后我们就会发现老师根本就没有任何理由要这样做,那么,我们就会发现自己的想象是不成立的,也就不会再固执地坚持自己的错误想象了。

(2)替他人着想。偏执的人往往表现为只注重自己的利益,所以根本就不会去考虑他人会处于一种什么样的心境,又在什么样的处境下才做出那样的举动的。还以上面提到老师在审阅试卷时错判的一道题为例, 如果我们能够设身处地为老师想一想,当时批阅了那么多试卷,有可能是在深夜工作,甚至可能连晚饭都顾不上吃。这样一想,就会觉得老师辛苦了一天难免会出现小差错,这是很正常的,并非故意要与自己作对。

(3)多去帮助他人。有偏执性人格的人对现实总是不满的,总会产生一些不安的情绪,也会用这样的情绪支配自己的思维,一旦想发泄情绪的时候,就会去指责他人。这种性格的人应该主动地去帮助他人, 感受帮助他人的幸福和快乐,这样就能培养和他人和谐相处的人际环境。

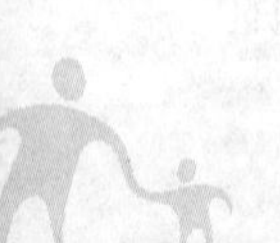

父母:要勇于放下架子

“如果您放弃权力,放弃您的优越感,那么您得到孩子的信任和尊敬的机会就更大。”德国心理学家黑尔加·吉尔特勒对我们这样说。然而在现实生活中能够这样做的父母并不多。很多父母的思想总是以“君臣父子”这样的等级观念为中心,总是有居高临下的姿态,摆出一副说教的面孔来面对孩子。结果,孩子很容易产生厌烦、抵触的情绪。

想和孩子和睦相处,家长就一定要把自己的高姿态放下,必须站在孩子的视野中去看孩子的世界,了解孩子的世界是什么样子的。只有这样才能让孩子和你的内心靠得更近,才能让彼此之间的关系变得更好。

作为父母要清楚地认识到:教育孩子的时候,总会出现一些错误的做法,当我们做错事情的时候,就一定要勇敢地向孩子承认自己的错误。这样也能给孩子起到一个良好的榜样,让孩子更加信任你,并且更能信任别人。

很多的家长觉得自己得保持一种特有的“形象”和“威信”才行。根本不愿在孩子面前承认自己的错误和缺点。如果长此以往,不但有违做人的原则,而且会丧失在孩子心目中的威信,有的时候会让孩子产生“父母说的永远正确,但实际上老是出错”这样比较极端的错误观点。时间长了,父母给予孩子的教诲会被孩子完全漠视。

相反,要是家长能向孩子坦白自己的错误,然后弥补自己的过失,往往能起到非常好的效果。可以用摆事实、讲道理的方法来向孩子说明情况,孩子会因此更加明事理,而且能更加信任父母,培养知错就改的良好品性。

人们往往是在不断犯错和改错的过程中成长的，所以，父母应该勇敢承认自己的错误。有些家长在教育孩子的时候，总是把自己所犯过的错误讲给孩子听，并且客观地分析自己犯错的原因，这对于孩子日后的成长是非常有利的，孩子就不会因类似的原因犯同样的错误。

我们提倡用榜样的力量来教育孩子，其实最好的榜样就是家长自己，家长的行为是可以影响孩子一生的。“人非圣贤，孰能无过”，学会向孩子道歉，是和孩子进行沟通的有效方法。

孩子：更换一种思路

很多时候，我们在生活的路上走得不好，并不是因为路太狭窄了，而是我们的眼光太狭隘了。换个思路，说不定就会找到出路。

法国有一个科学家，他让毛毛虫在花盆的旁边围绕成一个圆圈爬动，在花盆不远的地方是有食物的。但是它们一个挨着一个地爬动，最后因没有爬向食物而饿死。

一条道要是走不通，那就不要再一直走下去了。最好是换一种思维方式，改变原来的途径，用新的思维方式去找一条新的道路，这样我们就会豁然开朗。

一个人听说有人修炼成了移山法术，就去求他表演。大师一笑，说道：“世界上没有移山的法术，方法是山不过来，我过去。”

在生活中，总有一些人成天抱怨自己的种种不幸，说自己一无是处，不可能有所作为，实际上这是因为我们没有真正认识自己，一时走进了死胡同，找不到出路。这个时候我们

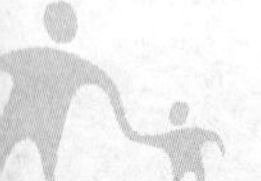

就需要冷静下来，重新审视一下自己，及早地给自己找一条新的出路。

皮尔·卡丹这个名字现在已经紧密地与时装业联系在一起了。他原来是做歌剧院管理的。那时他充满信心，努力经营，但是歌剧院却倒闭了。由于坚信自己有独特的审美能力，他改行做戏剧服饰设计，最终获得了成功。

英国的丹尼尔·笛福，一生经商，却一无所获，到60岁的时候生意仍然不见起色。在一次经商途中陷入了荒岛，差点丧命，这使他心力交瘁。后来，他放弃经商，将自己的经历写成了著名的《鲁滨孙漂流记》，一举成名。

同一个人，从事另外一个职业，取得的成就或许会有天壤之别。人们常说："一扇窗子关闭了，总会有另一扇窗子为我开启。"皮尔·卡丹和丹尼尔·笛福的成功告诉了我们一个道理：当一条路走不通的时候，不妨另辟蹊径，或许会别有洞天。

成功在于敢于尝试，坚韧执著。当我们遇到困难的时候，不妨换个思路和方向，说不定可以找到我们想要的答案。

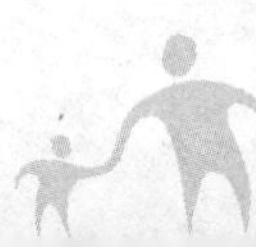